先天性牙齿缺失的临床诊断和序列治疗

主　编　冯海兰

编　者（以姓氏笔画为序）

冯海兰　北京大学口腔医学院

刘　怡　北京大学口腔医学院

张晓霞　北京大学口腔医学院

郑树国　北京大学口腔医学院

韩　冬　北京大学口腔医学院

人民卫生出版社

·北　京·

图书在版编目（CIP）数据

先天性牙齿缺失的临床诊断和序列治疗/冯海兰主编.—北京：人民卫生出版社，2021.4
ISBN 978-7-117-31169-4

Ⅰ.①先…　Ⅱ.①冯…　Ⅲ.①先天性疾病－牙－缺失－诊疗　Ⅳ.①R783.3

中国版本图书馆 CIP 数据核字（2021）第 007891 号

| 人卫智网 | www.ipmph.com | 医学教育、学术、考试、健康，购书智慧智能综合服务平台 |
| 人卫官网 | www.pmph.com | 人卫官方资讯发布平台 |

先天性牙齿缺失的临床诊断和序列治疗
Xiantianxing Yachi Queshi de Linchuang
Zhenduan he Xulie Zhiliao

主　　编：冯海兰
出版发行：人民卫生出版社（中继线 010-59780011）
地　　址：北京市朝阳区潘家园南里 19 号
邮　　编：100021
E - mail：pmph @ pmph.com
购书热线：010-59787592　010-59787584　010-65264830
印　　刷：北京盛通印刷股份有限公司
经　　销：新华书店
开　　本：889×1194　1/16　印张：7
字　　数：190 千字
版　　次：2021 年 4 月第 1 版
印　　次：2021 年 4 月第 1 次印刷
标准书号：ISBN 978-7-117-31169-4
定　　价：98.00 元

打击盗版举报电话：010-59787491　E-mail：WQ @ pmph.com
质量问题联系电话：010-59787234　E-mail：zhiliang @ pmph.com

序

先天性牙齿缺失并非口腔医学临床上的常见病、多发病，特别是先天性外胚叶发育不全导致的先天性牙列缺失更是比较罕见。但是这类先天性牙齿与牙列缺失的畸形常会给患者造成口颌系统生理的极大障碍，例如咀嚼、语言等生理功能均受到严重影响，同时影响患者的容貌，给患者的心理发育造成严重危害。

在很长一段时间里，我们更多关注的是一系列口腔常见病、多发病的诊治，对先天性牙齿和牙列缺失尚缺乏系统研究，且未给予足够的重视。

冯海兰、郑树国、刘怡、张晓霞、韩冬等学者就先天性牙齿及牙列缺失的发病率、分类、病因、临床表现、诊断、口腔功能恢复治疗、正畸治疗等进行了比较系统的研究，并将其研究成果汇集成专著——《先天性牙齿缺失的临床诊断和序列治疗》，是一件非常有意义的临床研究工作，可喜可贺！我赞赏各位作者对这一比较罕见且临床处理比较困难的疾病的关注，更赞同各位作者针对这类疾病提出的"序列治疗"的观点。特别是这类畸形中比较严重的患者，针对他们的治疗常需要多学科的密切配合与关注，更需要长期的在患者不同年龄段都要给予适当的治疗，从而保证患者的口颌系统生理功能与容貌都能得到改善，并达到良好效果。

我相信，《先天性牙齿缺失的临床诊断和序列治疗》的出版发行，必将引起我国口腔同道对这类临床问题的关注，从而造福患有先天性牙齿缺失疾病的患者，为他们口颌系统生理功能的重建与恢复提供比较满意的诊治方案。

感谢各位作者对这类尽管比较少见但属于口腔疑难疾病的重视。希望我国口腔医学临床工作者能从这本专著的学习中拓展视野，重视这类疾病的诊治！同时感谢人民卫生出版社对这类临床问题的关注与支持！

王兴

中华口腔医学会　名誉会长

2020 年 8 月 2 日于北京

前　言

先天性牙齿缺失是特指由于牙胚发育障碍导致的牙齿数目减少，为口腔临床最常见的发育异常性疾病。根据口腔检查发现牙齿缺失、没有拔牙和牙齿脱落的病史，以及 X 线检查未见缺牙区颌骨中有牙胚影像，即可诊断为先天性牙齿缺失。缺牙数目少时，往往不被患者注意，也对美观功能影响不大。而多数牙先天缺失（缺失 6 颗牙及以上）则对美观、发音和咀嚼功能影响大，尤其是伴有全身其他器官发育异常的综合征型先天缺牙，对患者及亲属造成重大影响。由于先天缺牙造成的牙列缺损、错𬌗畸形、牙槽嵴重度萎缩、颌面部发育异常等是口腔科常见的一类疑难病例。

先天缺牙属于牙齿发育异常。牙齿发育异常通常包括牙齿形态异常（过小牙、锥形牙、桶状牙、畸形中央尖等，还可能有牙根发育异常）、牙齿数目异常（先天性牙齿缺少或有多生牙）、牙齿结构异常（牙釉质发育不全、牙本质发育不全）、牙齿萌出异常（牙齿异位萌出或萌出障碍等）。由于先天缺牙患者常会伴发其他发育异常，故本书在主要讨论先天缺牙的临床问题时，也会涉及一些其他牙齿发育异常的描述。

先天缺牙与因龋病、牙周炎、外伤等后天因素引起的缺牙相比，有其特殊的临床表现和治疗规律。例如，发病早、青少年就医、对面容和功能发育影响大、持续一生的治疗及维护等。目前出版的各类口腔医学教材及专著尚未涉及该类疾病的系统性诊断和治疗。本书将对先天缺牙的概述、临床诊断、多学科合作的序列治疗等方面进行详尽阐述。

我及我的团队医师张晓霞、韩冬等在临床工作中接诊了大量先天缺牙的患者，年龄从 3 岁到 30 多岁不等，对于他们及亲属的忧虑和痛苦有深切的体会，也在口腔修复的临床实践中积累了丰富的经验。例如，如何为幼儿做全口义齿修复；如何对有畸形牙的患者在做可摘义齿修复时增加固位力；何时选择固定修复；种植修复时对于严重牙槽嵴萎缩的患者的处理等。正畸科专家刘怡教授总结了先天缺牙患者的正畸学分类以及对每一类的处理方法。儿童口腔科专家郑树国教授讲解了先天缺牙患者在替牙期的有效处理，其可减少由于缺牙造成的进一步影响。这些内容都从各个角度完整的诠释了对该类患者治疗的综合性、序列性及复杂性。尤其可贵的是，各位作者都积累了大量图片，可以图文并茂地展示临床步骤和治疗效果，对读者有实际帮助。书中还介绍了一些该病的基本概念和研究进展，还有有关遗传咨询方面的内容，可以帮助读者对该病进行全面理解。

我们在尽力做好，但仍会有尚未认识和不完善之处，敬请读者批评指正。

冯海兰

2020 年 12 月

目　录

第一章　概述 ·· 1

　第一节　先天缺牙的分类 ··· 1

　　一、根据缺牙的数目分类 ·· 1

　　二、根据缺失牙齿的类型分类 ·· 1

　　三、根据是否伴有其他器官的发育异常分类 ··· 1

　　四、根据缺牙症状辅助制订治疗计划的分类 ··· 3

　第二节　先天缺牙的患病率 ·· 4

　第三节　先天缺牙的病因 ··· 8

　　一、先天缺牙的遗传因素 ·· 8

　　二、先天缺牙的环境因素 ··· 11

　　三、先天缺牙的其他因素 ··· 13

第二章　先天缺牙的诊断和临床表现 ··· 14

　第一节　先天缺牙的诊断 ·· 14

　　一、诊断原则 ··· 14

　　二、年幼患者先天缺牙的诊断 ·· 14

　　三、综合征型先天缺牙的临床诊断 ·· 15

　　四、病因学诊断 ·· 16

　第二节　先天缺牙的临床表现 ··· 17

　　一、口腔的表现 ·· 17

　　二、口腔颌面部的表现 ·· 25

　　三、全身其他系统的发育缺陷 ·· 26

第三章　先天缺牙的口腔功能恢复治疗 ·· 28

　第一节　治疗原则 ·· 28

一、以口腔修复为导向的治疗措施 …………………………………………………… 28

二、早期修复 ……………………………………………………………………………… 29

三、多学科协作治疗 ……………………………………………………………………… 30

四、持续终身的口腔健康序列治疗 ……………………………………………………… 31

第二节　不同就诊时期的具体治疗方法 …………………………………………………… 31

一、学龄前儿童期的治疗 ………………………………………………………………… 32

二、青少年时期的治疗 …………………………………………………………………… 35

三、成人期的牙列重建 …………………………………………………………………… 51

第四章　严重先天缺牙的正畸临床诊断与处理 …………………………………………… 69

一、先天缺牙病例的正畸分类 …………………………………………………………… 69

二、与先天缺牙相关的正畸临床检查 …………………………………………………… 82

三、先天缺牙病例的分析与诊断 ………………………………………………………… 83

四、先天缺牙病例的正畸治疗原则 ……………………………………………………… 85

五、先天缺牙病例的正畸治疗要点 ……………………………………………………… 87

第五章　单纯型恒牙先天缺失在混合牙列期的临床处理 ………………………………… 89

一、单纯型恒牙先天缺失 ………………………………………………………………… 89

二、混合牙列期的牙列特点 ……………………………………………………………… 90

三、单纯型恒牙先天缺失的治疗 ………………………………………………………… 91

四、单纯型恒牙先天缺失针对性治疗的典型病例 ……………………………………… 91

第六章　先天缺牙的遗传学咨询 …………………………………………………………… 97

一、先天缺牙的临床诊断 ………………………………………………………………… 97

二、先天缺牙的遗传咨询 ………………………………………………………………… 98

参考文献 ………………………………………………………………………………………… 100

第一章

概　述

第一节　先天缺牙的分类

一、根据缺牙的数目分类

临床上根据缺牙的数目，可将先天缺牙分为：

少数牙缺失畸形（hypodontia），指牙齿缺失 1～5 颗；

多数牙缺失畸形（oligodontia），指牙齿缺失 6 颗及以上；

全口无牙畸形（anodontia），指全口没有一颗牙齿。

二、根据缺失牙齿的类型分类

如果先天缺失的牙齿是乳牙即为乳牙先天缺失，而先天缺失的是恒牙则为恒牙先天缺失。一般有乳牙先天缺失者，恒牙也多会先天缺失，乳牙的缺失可能导致继承恒牙缺失的概率增加。而有恒牙先天缺失者乳牙未必有缺失。

三、根据是否伴有其他器官的发育异常分类

根据是否伴有其他器官的发育异常，可将先天缺牙分为综合征型（syndromic）和非综合征型（non-syndromic）两类。非综合征型又称为单纯型（isolated）缺牙。非综合征型先天缺牙除了牙齿缺失以外，并无明显的其他器官的发育异常。而综合征型先天缺牙根据疾病种类不同，可伴有其他器官的异常。

1. 综合征型先天缺牙　根据致病因素不同而临床表现各异。此处主要介绍以下三种：

（1）X 连锁少汗性外胚层发育不良（ectodermal dysplasia 1, hypohidrotic, X-linked，简称 XHED；OMIM

#305100）：其缺牙特征为多数乳牙和恒牙缺失，甚至全口无牙。余留牙通常呈锥形。由于以 X 连锁的方式遗传，所以患者通常为男性，女性携带者偶尔可有临床症状，但通常较男性轻微。该病的典型症状为毛发稀少、汗腺发育不全和重度牙齿先天缺失。

（2）Axenfeld-Rieger 综合征（Axenfeld-Rieger syndrome, type 1，简称 RIEG1；OMIM #180500）：是一种罕见的常染色体显性遗传疾病。其不如 XHED 多见，在临床中偶可发现。Axenfeld-Rieger 综合征的典型症状包括眼前节发育不良、先天缺牙、脐异常三联征。其口腔的特点是缺牙数目多、面中部发育不足、反𬌗外观。

（3）颅骨锁骨发育不良（cleidocranial dysplasia，简称 CCD；OMIM #119600）：是一种少见的常染色体显性遗传疾病，症状主要涉及骨和牙齿。其三大典型临床表现为锁骨发育不全，囟门延迟闭合或不闭合，阻生牙及额外牙（也称多生牙）。还可伴有身材矮小，有呼吸系统疾病等。因此，这种疾病并不属于先天缺牙，只是由于牙齿的萌出障碍，多数在颌骨中的牙齿没有萌出到口腔，呈现出"缺牙"的假象。如果在全口牙位曲面体层片中发现有多颗未萌出的牙齿，则需要警惕是否是该病。

2. 非综合征型先天缺牙　在非综合征型先天缺牙的病例中，有一部分具有明确的遗传背景，呈现家族性发病。有研究发现，具有相同遗传背景的患者，牙齿缺失的好发牙位具有特征性，故认为不同的遗传致病因素所导致的先天缺牙具有选择性（selectivity）的特点，可将这种选择性的牙位特征作为先天缺牙的表型分类依据。近十几年来，通过连锁分析、定位克隆和全外显子组测序等技术已鉴定出某些单纯型先天缺牙的致病基因，这些基因的突变与特定类型的牙齿缺失有关，据此"人类孟德尔遗传在线数据库"（Online Mendelian Inheritance in Man，OMIM，http://www.omim.org/）进一步将单纯型先天缺牙分为以下 9 型：

（1）1 型选择性先天缺牙（tooth agenesis, selective, 1；sthag1；OMIM #106600）：此类缺牙的特点是以第二前磨牙和第三磨牙缺失为主，遗传方式为常染色体显性遗传。1996 年，Vastardis 首先确定位于染色体 4p16.2 的 *MSX1* 基因突变是此类缺牙的病因。患病的家系成员中有的并发腭裂。

（2）2 型选择性先天缺牙（tooth agenesis, selective, 2；sthag2；OMIM %602639）：Ahmad 等在一个巴基斯坦的近亲婚育家庭中发现此类缺牙，以常染色体隐性方式遗传。家族成员表现度存在很大差异，余留牙有发育不全的表现，如牙冠畸形、牙根发育不全、牙釉质发育不全以及牙齿阻生。通过连锁分析定位于染色体 16q12.1，但致病基因目前尚未明确。

（3）3 型选择性先天缺牙（tooth agenesis, selective, 3；sthag3；OMIM #604625）：此类缺牙表现为多数恒磨牙缺失，第二前磨牙和下颌中切牙可受累及，遗传方式为常染色体显性遗传。较重的病例乳磨牙可有缺失，余留牙表现为近远中向宽度小。有的病例中切牙为锥状。运用基因连锁分析，定位于染色体 14q13.3，已认定为 *PAX9* 基因突变所致。

（4）4 型选择性先天缺牙（tooth agenesis, selective, 4；sthag4；OMIM #150400）：具有遗传性的单纯型先天缺牙病例中，此类缺牙最为常见。Nieminen 等将此类缺牙称作切牙、前磨牙缺失（IPH）。调查欧洲和亚洲人群，此类缺牙发生率高达 5%～10%。以常染色体显性方式遗传，外显率为 97%，常合并牙齿的位置和形态异常。已证实定位于染色体 2q35 的 *WNT10A* 基因是该型先天缺牙的致病基因。

（5）5 型选择性先天缺牙（tooth agenesis, selective, 5；sthag5；OMIM %610926；贺 - 赵发育不足，He-Zhao deficiency）：此类缺牙由中国学者首先报告，在一个包含六代的大家系共 328 个家族成员中有 52 人发病，以常染色体显性方式遗传，外显率为 88%，表现度差异很大，乳牙未受累及，缺牙数目不等，多为第三磨牙、第二前磨牙和上颌侧切牙，有的成员甚至全牙列缺失。目前已定位于染色体 10q11.2 中的一段 5.5 cM 区域。此区域包括 3 个候选基因：*DKK1*、*PRKG1B* 和 *KOX*。

（6）X 连锁选择性先天缺牙（tooth agenesis，selective，X-linked；1；sthagX1；OMIM #313500）：此类缺牙表现为切牙、前磨牙大量缺失，但尖牙和第一磨牙缺失的情况较少，遗传方式为 X 连锁隐性遗传，即男性患者缺牙而女性携带者不缺牙。2006 年，Tao 等学者在一个 X 连锁隐性遗传的单纯缺牙家系中首次鉴定出 *EDA* 基因的突变。随后大量实验验证了 *EDA* 基因是 X 连锁隐性遗传的单纯型先天缺牙的致病基因。2009 年，本课题组首次在 14 例散发的男性先天缺牙患者中发现 4 例患者有 *EDA* 基因的突变，证实了 *EDA* 基因为 X 连锁选择性先天缺牙的致病基因。虽然都由 *EDA* 基因突变致病，但不同于外胚层发育不良，X 连锁选择性先天缺牙的患者除牙齿先天缺失外，没有毛发稀少、汗腺发育不全、指甲发育不良或免疫系统缺陷等表型。

（7）7 型选择性先天缺牙（tooth agenesis，selective，7；sthag7；OMIM #616724）：2015 年，Massink 等学者在 20 例散发的、经查证没有上述单纯缺牙致病基因突变的患者中，利用全外显子测序的方法查出 3 例具有 *LRP6* 基因的突变，并且在多个家系中证实。该型选择性先天缺牙由位于人类染色体 12p13.2 的 *LRP6* 基因杂合突变导致，为常染色体显性遗传。*LRP6* 基因突变导致的先天缺牙没有明显的牙位特征，即使在同一家系中，该基因相同突变的患者缺牙数目也存在巨大差异，从仅有牙齿外形轻度改变到全口先天无牙均有发生，并且伴有外显不全。

（8）8 型选择性先天缺牙（tooth agenesis，selective，8；sthag8；OMIM #617073）：2016 年，Yu 等学者在一个中国先天缺牙家系中，利用全外显子测序的方法发现了定位于人类染色体 12q13.12 的 *WNT10B* 基因的杂合突变。该家系患者缺牙情况严重，并且伴有皮肤干燥、睫毛和头发稀少。本课题组在 145 例散发多数牙先天缺失的患者中查出 3 例患者具有 *WNT10B* 基因的杂合突变。Yu 等学者发现 *WNT10B* 相关的先天缺牙患者最易缺失侧切牙（83.3%），而前磨牙缺失较少。

（9）9 型选择性先天缺牙（tooth agenesis，selective，9；sthag9；OMIM #617275）：2015 年，Kantaputra 等学者在一项有 263 名泰国先天缺牙患者的队列研究中，发现了 7 例患者具有定位于人类染色体 1q43 的 *GREM2* 基因的杂合突变。该基因突变的先天缺牙没有明确的牙位特征，并且伴有外显不全。Kantaputra 发现，一个先天缺牙患者与他的父亲具有相同的 *GREM2* 基因的杂合突变，然而他父亲的牙列是完整的；而一对具有相同突变的母女，其缺牙表型完全不同。Kantaputra 等学者还发现，1 例 *GREM2* 基因杂合突变的患者合并有 *WNT10A* 基因的复合杂合突变。

近年来，多个基因共同作用的先天缺牙病例时有报道。未来，随着全外显子测序及全基因组测序等技术的广泛应用，将会有更多新的引起先天缺牙的基因被发现。因此，对于选择性先天缺牙的认识还需要不断深入并更新。

四、根据缺牙症状辅助制订治疗计划的分类

Singer S.L. 等人提出了一种辅助制订治疗计划的先天缺牙的分类方法。他们在负责西澳大利亚州先天性牙颌面发育缺陷患儿治疗的玛嘉烈医院的口腔科，遴选出有门诊记录的缺失 6 颗或 6 颗以上恒牙（除外第三磨牙）的全部患者，其中 70 名患者（男性 42 名，女性 38 名）符合 oligodontia 的诊断标准，其缺失牙数为 6～27 颗。这 70 名患者中有 24 名患有相关综合征，依据全口牙位曲面体层片的记录，对 70 名先天缺牙患者的缺失程度和治疗方式进行了分类。根据缺失的乳牙及恒牙数和患者的修复要求，将其分为三型。

为验证这种分类方法，3 位有经验的临床医师分别在两个时间对 X 线片进行了独立观察。在为 oligodontia 患者分型时，使用统计学中的 κ 值评估了评分者自身评分一致性以及评分者间评分一致性。3 位临床医师均有高度自身评分一致性，其 κ 值分别为 0.77、0.87 和 0.94。同时，3 位医师间也有很强的评分一致性（总体 κ 值为 0.88）。当 κ 值大于 0.6 时认为其具有满意度一致性；大于 0.8 时则认为其具有非常满意的一致性。研究认为先天缺牙具有遗传异质性，根据缺失程度和修复要求的复杂程度，可以将先天缺牙患者分成三种不同的类型。根据自身评分一致性和医师间评分一致性显现的积极结果，这一分类方法可作为一种可行的诊断工具。这三种类型如下：

Ⅰ型： 牙弓通常完整，且由于恒牙的存在，牙弓发育良好（当恒牙缺失时，该位置上未脱的乳牙也保证了牙弓良好的发育），牙弓两侧均有磨牙支持。多数恒牙及乳牙的存在使其有足够的牙槽骨和极少的局部骨缺损。此型中缺牙区宽度常在 1 颗到 2 颗牙之间（6～14mm），需要修复的部位常为 0 到 7 颗牙不等，取决于先天缺牙的数目。

Ⅱ型： 特征是局部大量恒牙缺失，有数量不等的乳牙存留。常缺少一侧或两侧牙弓后部磨牙的支持，某些病例在一个或更多象限中常有尖牙远中的恒牙全部缺失。此型尚可观察到对颌牙过萌。虽然有牙存在的区域具有充足的牙槽骨，然而由于大量缺牙使得大范围的局部骨缺损，在某些病例中甚至是广泛的骨缺损。一些可能有用的恒牙被大范围的缺牙间隙隔开，分别位于不合适的位置，从而影响了美观和功能。此型病例除已存在的缺牙间隙外，至少还存在一个将要发展成无牙区的象限，该区域的宽度在 3 颗或 3 颗牙以上。如情况更加复杂，则可能需要进行外科整形手术，以促进其长期的咬合稳定。

Ⅲ型： 此型中乳恒牙几乎完全缺失，全部象限尖牙远中的恒牙缺失，通常牙弓两侧均不存在支持磨牙，其结果是大量牙槽骨的缺损、下颌骨骨质疏松，在技术上存在着很高的修复难度。

表 1-1-1 突出了临床特征在区分多数牙先天缺失（oligodontia）不同分型中的重要性。这种根据临床缺牙症状的严重程度的分类，对临床医师来说是有用的，对于治疗计划的制订也非常有意义。

表 1-1-1　多数牙先天缺失的临床特征

区域	牙槽骨骨量	正畸需要	缺损区域	修复需要
双侧有磨牙支持	充足	无需正畸	1 颗到 2 颗牙宽	过渡修复
单侧或双侧无磨牙支持	充足但有局部骨缺损	需少量正畸	至少有 1 个缺牙区域大于 2 颗牙宽	简单修复或种植修复
双侧无后牙支持	严重的广泛的骨缺损	复杂的正畸治疗 需要辅助种植体支抗 需种植体支持的弓丝		复杂修复

第二节　先天缺牙的患病率

对先天缺牙的流行病学研究发现，乳牙和恒牙的缺失率不同，不同牙位的牙齿缺失率也存在差异。关于单纯型先天缺牙患病率研究的文献很多，不同国家和地区所报道的患病率略有差异，变化幅度从 2.6%～

11.3% 不等。造成差异的原因除人种不同外，还包括调查对象年龄的差异以及第三磨牙缺失涵盖与否的差异。另外，研究中相当一部分是针对口腔科模型和 / 或 X 线片进行的回顾性研究，现况调查较少；多数研究对象是口腔科患者，尤其是正畸患者，对普通人群的调查较少，而且不同研究的诊断标准、统计学方法也难免存在差异，所以对各种畸形的发病结论不尽相同。

在单纯型先天缺牙的病例中，乳牙的缺失罕见，患病率为 0.5%～0.9%，而且常导致其继承恒牙也不能形成。恒牙的先天缺失以单颗牙齿缺失常见，第三磨牙缺失率最高，约 20%，其次为上颌侧切牙、下颌第二前磨牙、上颌第二前磨牙、下颌中切牙。少数牙缺失畸形，在不计第三磨牙的情况下，患病率为 5%～10%，以第二前磨牙及上颌侧切牙的缺失常见。多数牙缺失畸形的患病率约为 0.25%。全口无牙畸形罕见，常为综合征型先天缺牙的伴发症状。

有研究发现，不同种族个体的牙齿缺失特点存在差异，如第三磨牙缺失率，安哥拉裔美洲黑人为 0.2%，而其他种族个体第三磨牙缺失率为 3%～20%。当第三磨牙被排除在调查外时，每颗牙齿缺失的概率会由于人种不同而变化。在对高加索人种的调查中，下颌第二前磨牙和上颌侧切牙最常发生先天缺失。在对英国人的研究中，下颌第二前磨牙是最常受累的。一项对一些亚洲人群的研究表明下颌切牙最常发生缺失。这提示先天缺牙的发生可能与不同种族的遗传差异有关。

一些研究者报道了先天缺牙在女性中的患病率较高，女性与男性的比例为 3∶2。在与先天缺牙密切联系的伴发畸形小牙的患者中，这种性别差异也很明显。

关于先天缺牙好发牙位的研究报道，Polder 通过分析来自北美、澳大利亚和欧洲的高加索人先天缺牙的文献，根据发生牙齿先天缺失的频率不同，将牙位分为三组：第一组是最常见发生先天缺失的牙位，下颌第二前磨牙 > 上颌侧切牙 > 上颌第二前磨牙；第二组是较少发生先天缺失的牙位，下颌中切牙 > 下颌侧切牙和上颌第一前磨牙 > 上颌尖牙和下颌第二磨牙；第三组为罕见发生先天缺失的牙位，上颌第二磨牙和上颌第一磨牙 > 下颌尖牙 > 下颌第一磨牙和上颌中切牙（图 1-2-1）。

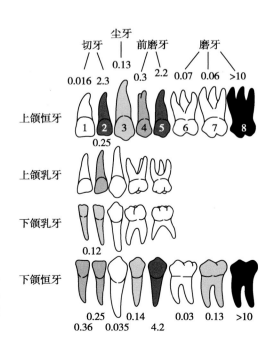

图 1-2-1　不同牙位先天缺牙的患病率
图示中牙位左右侧合并计算，牙色由深到浅代表患病率由高到低，牙根部的数字代表患病率的百分数

2008 年，张晋等人做了一项关于先天缺牙的大样本流行病学调查。样本包括 18～24 岁的普通人群，以及到北京大学口腔医院正畸科就诊的 10～28 岁患者，共计 8 796 人，其中男性 4 296 人、女性 4 500 人。将调查对象分为普通人群组和正畸组，统计相关数据见表 1-2-1。

表 1-2-1　流行病学调查的总体情况

	普通人群组	正畸组	全部
人数 / 人（男性 / 女性）	6 015（3 184/2 831）	2 781（1 112/1 669）	8 796（4 296/4 500）
女性前牙区（T1）	172	113	285
女性后牙区（T2）	25	32	57
男性前牙区（T3）	143	47	190
男性后牙区（T4）	14	16	30
合计	354	208	562
缺失率 /%（男性 / 女性）	5.89（4.93/6.96）	7.48（5.67/8.69）	6.39（5.12/7.60）

普通人群组，不计第三磨牙的情况下，牙齿缺失百分率为 5.03%（按完整牙列计算），其中上颌为 2.68%，下颌为 7.38%，上下颌之间具有统计学差异（$P < 0.01$）。人均缺失牙 1.41 颗，其中女性为 1.61 颗，男性为 1.16 颗。缺牙数目多为 1 颗牙缺失（63%），其次为 2 颗牙缺失（31%），两者之间具有统计学差异（$P < 0.01$）。

正畸人群中牙齿缺失百分率为 7.74%，其中上颌 6.11%，下颌为 9.38%，上下颌之间具有统计学差异（$P < 0.01$）。人均缺失牙 2.17 颗，其中女性为 1.93 颗，男性为 2.77 颗。缺牙数目多为 1 颗牙缺失（44%），其次为 2 颗牙缺失（37%），差异不具有统计学意义。

先天缺牙最易发生的牙位依次为下颌第二前磨牙、下颌切牙及上颌侧切牙，其中下颌第二前磨牙与上颌侧切牙的发生率具有统计学差异（$0.01 < P < 0.05$）。按不同牙位（左右侧同名牙位合并）对比上、下颌间缺牙情况，可以看到除侧切牙外，其他牙位均存在统计学差异（$P < 0.01$）。尖牙和第一前磨牙为上颌缺失高于下颌缺失，而中切牙和第二前磨牙均为下颌缺失较上颌严重（图 1-2-2，图 1-2-3）。

统计普通人群和正畸人群先天缺牙的颗数，分别按数目进行分组，分为 1 颗缺失、2 颗缺失、3 颗缺失、缺失 4 颗及以上组，对其构成比进行比较（图 1-2-4）。可以看出，两种群体都是以缺失 2 颗牙以下为最主要类型，但普通人群中该类型所占比重明显高于正畸人群，也就是说正畸人群中缺失 1 颗牙以上的患者多于普通人群，差异具有统计学意义（$P < 0.01$）。同样，正畸患者中缺失 4 颗以上的类型明显多于普通人群，差异具有统计学意义（$P < 0.01$）。

研究得出：普通人群组先天缺牙的患病率为 5.89%，其中女性 6.96%，男性 4.93%，女性高于男性，差异具有统计学意义（$P < 0.01$）（表 1-2-1）。下颌切牙为缺失率最高的牙位，其次是上颌侧切牙和下颌第二前磨牙。缺牙数目多为 2 颗以内，仅缺失 1 颗牙的情况占半数以上。正畸人群组先天缺牙的患病率为 7.48%，其中女性 8.69%，男性 5.67%，女性高于男性，差异具有统计学意义（$P < 0.01$）。下颌第二前磨牙具有较高的缺失率，其次为下颌切牙及上颌侧切牙。缺牙数目多为 2 颗以内，缺失 1 颗和 2 颗的情况最多，且两者人数相当。

张晋等人的这项研究是国内报道的符合流行病学要求的大样本调查结果，对国人先天缺牙的情况分析有重要参考价值。

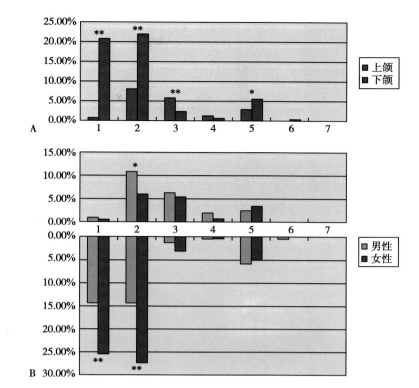

图 1-2-2 普通人群缺失牙百分率
A. 上下颌比较 B. 性别比较
x 轴 = 牙齿位置 y 轴 = 每一牙位的缺失百分率（左右侧合并计算）
1. 中切牙 2. 侧切牙 3. 尖牙 4. 第一前磨牙 5. 第二前磨牙 6. 第一磨牙 7. 第二磨牙
* 代表统计学意义 0.01＜P＜0.05 ** 代表统计学意义 P＜0.01

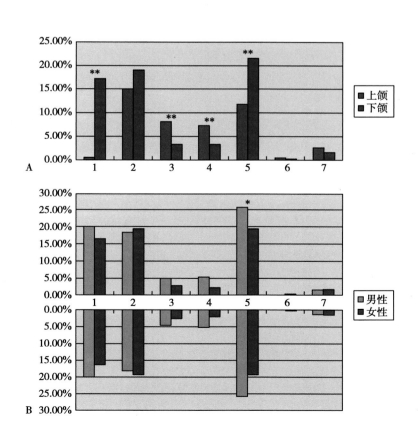

图 1-2-3 正畸人群缺失牙百分率
A. 上下颌比较 B. 性别比较
x 轴 = 牙齿位置 y 轴 = 每一牙位的缺失百分率（左右侧合并计算）
1. 中切牙 2. 侧切牙 3. 尖牙 4. 第一前磨牙 5. 第二前磨牙 6. 第一磨牙 7. 第二磨牙
* 代表统计学意义 0.01＜P＜0.05 ** 代表统计学意义 P＜0.01

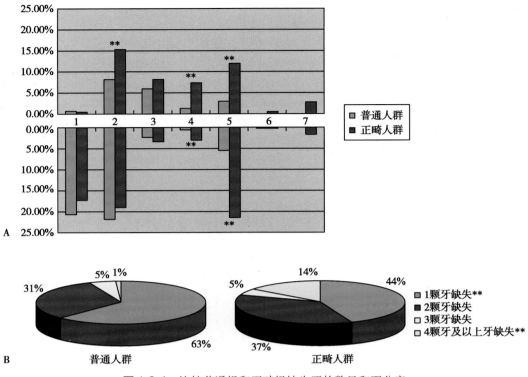

图 1-2-4 比较普通组和正畸组缺失牙的数目和百分率
A. 上下颌比较   B. 两组百分率比较
x 轴 = 牙齿位置   y 轴 = 每一牙位的缺失百分率（左右侧合并计算）
1. 中切牙   2. 侧切牙   3. 尖牙   4. 第一前磨牙   5. 第二前磨牙   6. 第一磨牙   7. 第二磨牙
* 代表统计学意义 0.01 < P < 0.05   ** 代表统计学意义 P < 0.01

第三节 先天缺牙的病因

一般来说，几乎所有的人类疾病都受到遗传因素和环境因素的影响，在不同疾病中，两种因素所占的比重各有不同，且两者间存在交互作用。尽管许多潜在的和确定的环境因素均会影响牙齿的发育，但研究证明遗传因素是先天缺牙更为重要的致病因素。临床上也常见到一些先天缺牙病例呈现家族聚集现象，在先天缺牙患者的一级亲属中，先天缺牙的患病率（22%）远高于普通人群（4.4%），并且在先天缺牙患者的亲属中，即使牙列完整，其牙齿外形比正常对照组还是要显著性的减小，这些现象也提示遗传因素可能在相关病例的发病过程中起到主导作用。近年来，由于遗传学和分子生物学的发展，对先天缺牙致病因素的研究已经有了快速的进展。

一、先天缺牙的遗传因素

人类牙齿的发育是一个长期、连续、复杂的过程，可基本分为三个阶段：首先在正确的位置发生（initiation），然后细胞增殖形成器官（morphogenesis），最终经过细胞分化（differentiation），分泌基质，矿化成牙。从形态学观察，在人胚胎第 5 周，未来的牙槽突区的局部上皮增厚，形成牙板（dental laminar），随后上皮内陷形成牙蕾（dental bud），再经历帽状期（cap stage）和钟状期（bell stage），形成成釉器，最后矿化成牙釉质；同时其下方的外胚间充质凝集形成牙乳头，发育成牙本质和牙髓；牙乳头外周的间充质细胞形成牙囊，发育成牙骨质和牙周组织。牙板形成期、蕾状期和帽状期是牙胚发育的起始阶段，是牙胚形态发生的基础和准备。目前的研究已发现有 300 多个基因组成的 5 个信号分子家族与牙齿的形态发生有关，分别是：转化生长因子家族（TGF-βs）、成纤维细胞生长因子家族（FGFs）、Hedgehog 家族、WNT 家族和肿瘤坏死因子家族（TNFs）。其中任何一个基因和信号通路出现问题，牙齿的发育都会受到影响。

随着近年来分子遗传学的发展，综合征型先天缺牙的相关致病基因已日渐清晰，但是非综合征型先天缺牙的表现型具有遗传异质性（heterogeneity），即在不同的个体具有相同的异常临床表型，却可能是由于不同的基因突变造成的。

1. 综合征型先天缺牙　现已查明，综合征型先天缺牙主要是由单基因突变导致的遗传性疾病，比如，X 连锁少汗性外胚层发育不良是由 *EDA* 基因突变导致的，其突变检出率达到 65%～94%；Axenfeld-Rieger 综合征是由 *PITX2* 基因突变导致的；颅骨锁骨发育不良是由 *RUNX2* 基因突变导致的等。目前报道牙齿缺失与 49 种以上的综合征相关。综合征型先天缺牙的临床症状往往较重，有关研究较多，致病基因较明确。

2. 单纯型先天缺牙　在单纯型先天缺牙的病例中，有一部分具有明确的遗传背景，呈现家族性发病，遗传的方式包括常染色体显性或隐性遗传，以及 X 连锁遗传。通常认为其外显率较高但并不完全，患者的表现度差异很大，即使具有相同的遗传变异的患者，缺牙的数目也常有不同。现已明确为单纯型先天缺牙的致病基因有 *MSX1*，*PAX9*，*AXIN2*，*EDA*，*WNT10A* 及 *WNT10B* 等。

（1）*MSX1*：*MSX1* 是参与调控牙齿发育网络的重要的转录因子。*MSX1* 编码的蛋白含有一个同源盒结构（Homeobox domain），此结构能与特定的 DNA 序列进行结合，并能够参与蛋白 - 蛋白交互作用。*MSX1* 是首个发现的导致先天缺牙的致病基因。1996 年，Vastardis 等学者在一个常染色体显性遗传的先天缺牙家系中通过连锁分析，确定位于染色体 4p16.2 的 *MSX1* 基因错义突变为导致先天缺牙的病因，患者表现为经典的第二前磨牙和第三磨牙缺失。随后 Van den Boogaard 等学者报道了一例 *MSX1* 的无义突变，患病的家系成员中除了患有先天缺牙外，有的还并发腭裂。2001 年，Jumlongras 等学者报道了 *MSX1* 无义突变的另一种临床表型——Witkop 牙 - 甲综合征（Witkop tooth-nail syndrome），患病的家系成员中除了患有先天缺牙外，有的还并发指 / 趾甲发育不全，提示 *MSX1* 突变临床表型多样。目前，有 10 余例与先天缺牙相关的 *MSX1* 突变被报道。2012 年，王升威等人在中国非综合征型先天缺牙的家系中发现了 *MSX1* 基因的一个新的无终止突变（c.910_911dupTA，p.*304Tyrext*48）。由于两个核苷酸在终止密码子的插入，原有的终止密码子遭到破坏，并在其下游 3′ UTR 区域形成延长的 48 个氨基酸的读码框。体外实验证明该无终止突变影响了 MSX1 蛋白的功能。

（2）*PAX9*：*PAX9* 也是参与调控牙齿发育网络的重要的转录因子，属于成对盒家族（paired-box family）。成对盒家族基因编码蛋白包含的典型结构有：成对盒区域（paired-box domain）、八肽结构区、成对样同源结构域（paired-type homeodomain）。*PAX9* 先于其他基因表达在将形成牙齿的区域，是最早发现的标记牙齿位置的信号分子之一。2000 年 Stockton 等学者报道了在 1 例常染色体显性遗传的非综合型先天缺牙家系中，患者乳牙发育正常而大部分恒磨牙缺失，还部分缺失上颌或下颌第二前磨牙以及下颌中切牙。通过连锁分析发现患者中 *PAX9* 第二外显子有一处单碱基 G 插入，即 c.218_219insG，从而产生编码区的移码突变，导致 *PAX9* 编码蛋白的 DNA 结合部位成对盒结构域的功能异常。王莹、吴华等人曾报道了 2 例中国人 *PAX9* 的错义突变。目前约有 30 例与先天缺牙相关的 *PAX9* 突变被报道。2017 年王升威等人报道在 120 例单纯型先天缺牙患者中发现了 11 例存在 *PAX9* 突变,其中 9 个突变是新突变。

(3) *AXIN2*：*AXIN2* 是经典 Wnt 通路的负调节蛋白,其在生物进化过程中具有高度保守性,并在颅面部发育过程中发挥重要作用。2004 年 Lammi 等学者在一个患有先天缺牙和结肠息肉的芬兰家系中首次报道了 *AXIN2* 基因的移码突变,家系中不同患者的缺牙数目及类型不一致,遗传方式为常染色体显性遗传。随后,Bergendal 和 Marvin 等学者分别在综合征和非综合征型先天缺牙患者中发现了 *AXIN2* 基因的无义突变和错义突变。目前报道导致先天缺牙的 *AXIN2* 基因突变较其他基因少,国外共有 5 例报道,国内王升威等人通过对 *AXIN2* 基因的 11 个外显子片段直接测序,筛查到了 2 例 *AXIN2* 突变,均为新突变,分别为 c.923C＞T 和 c.2490C＞G,这是首次在中国人群中发现的 *AXIN2* 基因突变,这两处突变均为错义突变,多序列比对提示 2 处错义突变所涉及的氨基酸位点在物种进化中高度保守。临床表型分析提示,*AXIN2* 突变造成牙齿缺失的表现型不一。

(4) *EDA*：1996 年,*EDA* 基因由 Kere 等克隆成功,定位于人类染色体 Xq12-13.1,通过对小鼠同源 *EDA* 的 cDNA 序列分析,证明属于肿瘤坏死因子(tumor necrosis factor,TNF)超家族成员。*EDA* 基因突变最早在少汗性外胚层发育不良(hypohidrotic ectodermal dysplasia)患者中发现。2006 年 Tao 等学者在一个中国的 X 连锁单纯型先天缺牙家系中发现了 *EDA* 基因的错义突变(p.Arg65Gly),2007 年 Tarpey 等学者在一个印度的 X 连锁单纯型先天缺牙家系中发现了 *EDA* 基因的另一个错义突变(p.Gln358Glu),这些家系的患者除先天缺牙外,并无毛发、汗腺等异常,提示 *EDA* 基因为单纯型多数牙缺失的候选基因。随后,有十余处与非综合征型先天缺牙相关的 *EDA* 基因突变被报道。韩冬等人在一个中国人先天缺牙家系中发现所有男性患者存在 *EDA* 基因错义突变 c.1013C＞T(p.Thr338Met)。另在 15 例散发单纯型先天缺牙男性患者中,检测到 4 例患者存在 *EDA* 基因的三种错义突变,分别为：p.Ala259Glu,p.Arg289Cys 和 p.Arg334His,均为从未报道过的突变类型,突变检出率为 27%。

(5) *WNT10A*：Wnt 信号通路在牙齿发育过程中具有重要作用。Wnt 基因家族在发育的牙胚中表达,其表达量发生改变可能为牙齿发育异常的一个重要因素。*WNT10A* 是近年来发现的导致先天缺牙的候选基因。*WNT10A* 突变曾在常染色体隐性遗传的牙 - 甲 - 毛发发育不全(odonto-onycho-dermal dysplsia,OODD)患者中发现,携带突变的患者临床表型多样,但是先天缺牙为最常见的临床表型。随后 Van den Boogaard 等学者发现,约有半数的单纯型少数牙缺失患者携带 *WNT10A* 突变。Song 等人发现,在缺失恒牙 1～3 颗的人群中,*WNT10A* 突变检出率为 15.8%;在先天缺失恒牙 4 颗以上者,*WNT10A* 突变检出率为 51.6%。这些均提示 *WNT10A* 突变在先天缺牙中扮演着重要角色。

(6) *WNT10B*：*WNT10B* 基因编码了 Wnt 通路的一种特异性的配体,在牙胚发育期间特异性表达,对牙齿的发育产生了促进作用。2016 年,Yu 等人采用全外显子组测序等技术,对 150 多例多数牙缺失的患者做了分子遗传学分析,发现约 5% 的患者存在与多数牙缺失(特别是侧切牙和前磨牙的缺失)相关的 *WNT10B* 基因变异,其中包括常染色体显性遗传和散发性多数牙缺失患者。首次确认了 *WNT10B* 基因为先天缺牙的候选基因。

但是,上述基因在患者中的突变检出率并不够高。目前对于先天牙齿发育异常的病因学研究主要基于传统的 Sanger 测序方法,这使病因研究一直处在一个瓶颈阶段。由于先天缺牙属于遗传性疾病,因此需采用高通量方法,如外显子捕获技术、全基因组测序和基因芯片检测等可帮助突破检测基因有限这个瓶颈,并发现新的致病基因。

近年来的研究提示，先天缺牙可能受多基因的共同影响，推测牙齿发育障碍并非只有一个关键的主效应基因在起作用，而是还存在着若干个功能可互相补偿或拮抗的微效基因。在牙齿发育过程中，单因素的改变并未引起表型变化，但两种甚至更多种因素叠加在一起，就可能导致表型发生改变。2014 年，何慧莹等人报道了 6 例先天缺牙患者同时出现 *EDA* 与 *WNT10A* 基因突变的结果。2015 年，张晓霞等人报道了 1 例 16 岁先天缺牙的男性患者同时具有 *MSX1* 和 *EDA* 基因的错义突变，*MSX1* 突变与其父亲相同，*EDA* 的突变与其母亲相同。

二、先天缺牙的环境因素

很少有关于先天缺牙的特异环境因素的研究，已经报道过的主要环境因素包括：感染（如风疹）、药物（如镇静剂）和放射。Ogeuz A 等人曾对儿童时诊断为非霍奇金淋巴瘤的患者经过化疗后的长期观察，发现小于 5 岁被诊断并治疗的患者，在牙釉质色泽差异和牙根发育形态方面问题率比对照组高，但第三磨牙缺失率及牙釉质发育缺陷方面没有显著差异。笔者曾在临床看到一位患者，就诊时 11 岁，父母叙述的病史中提到在患者 4 岁时被诊断为颌骨成釉细胞瘤，因此接受了放射治疗。以后随着乳牙脱落，恒牙没有继续正常生长和萌出，显示这是 1 例明确由放疗因素导致的缺牙（图 1-3-1）。

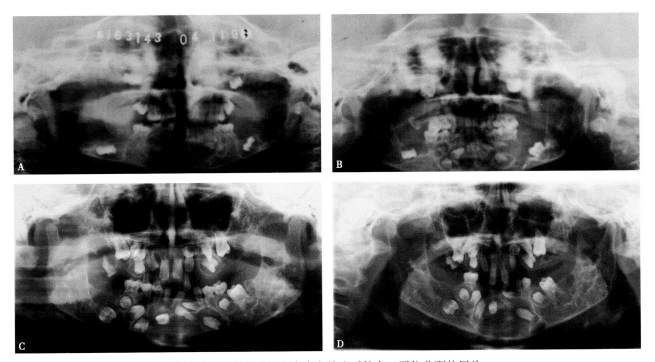

图 1-3-1　患成釉细胞瘤患者放疗后的全口牙位曲面体层片

A. 2004 年患者 4 岁时进行放射治疗，治疗前拍摄曲面体层片　B. 2006 年全口牙位曲面体层片　C. 2009 年拍摄全口牙位曲面体层片　D. 2010 年拍摄全口牙位曲面体层片，可见恒牙发育受影响

笔者近期在临床中还见到了 1 例因 14 岁时被诊断为甲状腺功能减退，发现牙齿发育停滞，后牙牙胚发育止于一个特定的时期的病例（图 1-3-2）。患者此次就诊时 23 岁，14 岁时因晕厥、摔跤，检查发现有甲状腺功能减退症，经持续补钙，症状缓解，但是牙齿发育停滞。全口牙位曲面体层片可见后牙牙胚停滞发育，左侧上颌、右侧下颌前磨牙经正畸牵引就位，但存在牙根吸收。

唇腭裂患者中先天缺牙的患病率较高已经被广泛报道。唇腭裂侧的上颌侧切牙是最易发生缺失的牙齿（图 1-3-3），这可以用唇腭裂导致牙板局部的断裂、紊乱来解释。

由于牙齿在发育过程中会受到环境因素的影响，因此对致病相关的环境因素应予以更多的关注，以利于阐明遗传因素与环境因素相互作用的本质，并揭示家系成员虽携带相同的突变基因型却具有不同的缺牙表型的原因。特定基因型对缺牙表型的作用离不开环境因素的影响，更多的是两者交互作用的结果，这为建立基因型与缺牙表型的联系增加了不确定性。

对一些不是按照孟德尔遗传方式遗传的病例，应对其进行表观遗传学分析或采取研究多基因遗传的模式进行分析。

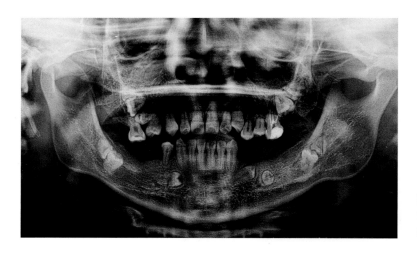

图 1-3-2　甲状腺功能减退患者的全口牙位曲面体层片
（可见后牙牙齿发育停留在特定时期）

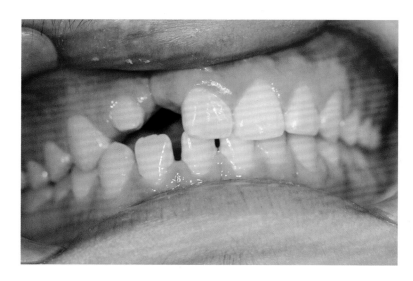

图 1-3-3　唇腭裂患者的口内像
（可见裂隙侧缺少侧切牙）

三、先天缺牙的其他因素

不同牙位发生先天缺牙的概率不同，可能与发育的时间有关。在每种形态学分类里发育较晚的牙齿最容易缺失，比如侧切牙、第二前磨牙、第三磨牙分别是在切牙组、前磨牙组、磨牙组中发育晚的牙齿。而上中切牙、尖牙、第一磨牙缺失情况较为少见。有学者认为，这也是现代人牙量大于骨量，影响牙齿发育和萌出，导致牙齿数目减少的一种表现。

有一些从动物和人类实验得来的证据证明，如果一个区域内发育早的牙齿较大，那些发育较晚的牙齿就会比较小或缺失，或出现形态异常。

不同牙齿发育的时程和发育微环境对不同牙位牙齿缺失也可能有影响。先天缺牙的发生源于牙胚发育障碍，探究其病因应追溯到牙胚发育期。通过对牙胚发育的研究发现，不同牙位牙齿的发育过程相似，但发育时相有差异（表1-3-1）。而先天缺牙的好发牙位与发育时程的长短，也可能有一定的相关性。

表 1-3-1　人类乳牙和恒牙发生及钙化的时间及时程

乳牙	发生→钙化时间	时程	恒牙	发生→钙化时间	时程
I	E6W → E20～24W	14～18W	1	E20～24W → NB12～16W	28～36W
II	E6W → E20～24W	14～18W	2	E20～24W → NB12～16W	28～36W
III	E6W → E20～24W	14～18W	3	E20～24W → NB240W	256～260W
IV	E6W → E20～24W	14～18W	4	E26～30W → NB64～72W	74～86W
V	E10W → E30～34W	20～24W	5	E26～30W → NB80～96W	90～110W
			6	E12W → E36～40W	24～28W
			7	NB48W → NB240W	192W
			8	NB240W → NB384～480W	144～240W

注：E是指胚胎期，NB是指出生后，W是指周。

（冯海兰　韩　冬）

第二章

先天缺牙的诊断和临床表现

第一节　先天缺牙的诊断

一、诊断原则

根据口腔检查发现牙齿缺失,且没有拔牙与牙齿脱落的病史,以及 X 线检查未见缺牙区颌骨中有该牙胚影像,即可诊断为牙齿先天缺失。

详尽的口腔检查是首要的,包括缺失牙的数目、位置,余留牙的形态,缺失牙区牙槽嵴的状态等。

详细询问病史,主要是有无拔牙或牙齿脱落。其中,儿童的拔牙及牙齿脱落情况,需由家长帮助陈述。如果是替牙期以后的少年,特别要询问乳牙的情况。

影像学检查是诊断先天性牙齿缺失所必需的,一般需要拍摄全口牙位曲面体层片,了解整体牙胚发育情况。仅参考缺牙区牙片,会对异位萌出的牙齿造成误诊。

二、年幼患者先天缺牙的诊断

对年幼的患者,还要根据牙齿发育及萌出的时间来判断是否有乳牙或恒牙的先天缺失。比如,一般出生后的 X 线片,就可判断颌骨中有无乳牙胚,但幼儿常无法配合,往往不能拍摄出清晰的 X 线片;6 岁以后的 X 线片就能判断是否有恒牙胚(不包括第三磨牙);10 岁以后的 X 线片,才能判断有无第三磨牙的恒牙胚(表 2-1-1,表 2-1-2)。

表 2-1-1 乳牙发育时间表

萌出顺序	矿化开始（宫内）	牙冠完成（生后）	露出口腔（生后）
下颌乳中切牙	3～4 个月	2～3 个月	6～8 个月
上颌乳中切牙	3～4 个月	2 个月	7～10 个月
上颌乳侧切牙	4 个月	2～3 个月	8～11 个月
下颌乳侧切牙	4 个月	3 个月	9～13 个月
上颌第一乳磨牙	4 个月	6 个月	12～15 个月
下颌第一乳磨牙	4 个月	6 个月	12～16 个月
上颌乳尖牙	4～5 个月	9 个月	16～19 个月
下颌乳尖牙	4～5 个月	9 个月	17～20 个月
下颌第二乳磨牙	5 个月	10 个月	20～26 个月
上颌第二乳磨牙	5 个月	11 个月	25～28 个月

表 2-1-2 恒牙发育时间表

萌出顺序	矿化开始	牙冠完成	露出口腔
下颌第一磨牙	出生	3～4 岁	6～7 岁
上颌第一磨牙	出生	4～5 岁	6～7 岁
下颌中切牙	3～4 个月	4 岁	6～7 岁
上颌中切牙	3～4 个月	4～5 岁	7～8 岁
下颌侧切牙	3～4 个月	4～5 岁	7～8 岁
上颌侧切牙	10～12 个月	4～5 岁	8～10 岁
下颌尖牙	4～5 个月	5～6 岁	8～10 岁
上颌尖牙	1～2 岁	6～7 岁	10～12 岁
上颌第一前磨牙	1～2 岁	6～7 岁	10～12 岁
下颌第一前磨牙	2～3 岁	7～8 岁	10～12 岁
上颌第二前磨牙	2～3 岁	7 岁	11～13 岁
下颌第二前磨牙	4～5 个月	6～7 岁	11～13 岁
下颌第二磨牙	2～3 岁	7～8 岁	11～13 岁
上颌第二磨牙	2～3 岁	7～8 岁	11～13 岁
下颌第三磨牙	8～10 岁	12～16 岁	17～20 岁
上颌第三磨牙	7～9 岁	12～16 岁	17～20 岁

三、综合征型先天缺牙的临床诊断

综合征型先天缺牙伴有其他器官的发育异常，临床需要仔细检查和询问。每一种综合征型先天缺牙都有其特殊的临床表现。比如，外胚层发育不良患者的三大症状是毛发缺如或缺少、汗腺缺如或缺少，以及牙齿数目减少。其颌面部的特殊表现是口唇增厚、口周眼周色素沉着、鞍状鼻、皮肤干燥、毛发和眉毛稀疏等（图 2-1-1，图 2-1-2）。还可伴有指甲发育异常、全身皮肤红疹等。病史中常有不出汗、怕热、高温天不能出门、易发热等。外胚层发育不良最常见的遗传方式是 X 连锁隐性遗传，所以，如果患者是男性，母亲有轻微的类似症状，有助于对该病作出初步的临床诊断。

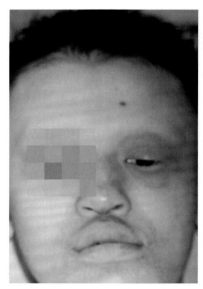

图 2-1-1 外胚层发育不良患者的面部照片（一）
可见皮肤干燥、眼周色素沉着、眉毛缺如、嘴唇肥厚

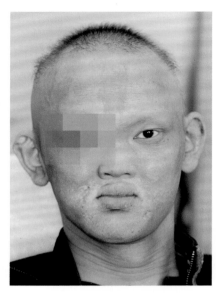

图 2-1-2 外胚层发育不良患者的面部照片（二）
可见皮肤干燥、眼周色素沉着、眉毛缺如、嘴唇肥厚、口周皮疹、耳廓略外翻

四、病因学诊断

病因学诊断是疾病的最终诊断。如果患者有意愿，能提供清楚的病史和家族史，可以进行病因学的分析和诊断。

1. 环境或其他因素导致的先天缺牙　如果怀疑是环境或其他因素导致的先天缺牙，目前还没有确认的方法。有些患者在病史中有明确的干扰因素，可以作为分析诊断的重要依据。笔者曾经接诊过一名患者，4 岁时发现颌骨疾病，进行过放射治疗，导致其牙齿发育异常（见图 1-3-1）。有腭裂的患者，也会在腭裂发生的相应区域缺牙（见图 1-3-3）。

2. 遗传因素导致的先天缺牙　遗传因素是导致先天缺牙，尤其是多数牙齿缺失的重要因素。如概述中所述，一般综合征型先天缺牙往往是单基因突变造成的，而非综合征型多数牙先天缺牙，也有可能检测出引起疾病的主要基因突变。

遗传学病因的诊断方法如下：

（1）临床检查：包括口腔检查、全身检查、病史、家族史的询问等。根据可能的遗传因素，画出系谱图。

结合影像学资料，详细检查缺失牙的特征、余留牙的发育状况等。基因型和缺失牙表型相关性的研究提示，一些基因突变导致的缺失牙，有其选择性缺失牙位的特征。根据缺牙表型，对于基因检测时候选基因的初步确定有帮助。

关于基因型与缺牙表型的相关性研究很多，OMIM 将 PAX9 基因突变引起的先天性缺牙命名为 3 型选择性先天性缺牙（tooth agenesis selective 3，STHAG3），其特征是缺失牙以磨牙为主，将 MSX1 基因突变引起的先天缺牙命名为 1 型选择性先天缺牙（tooth agenesis selective 1，STHAG1），以第二前磨牙和第三磨牙的高缺失率为特征。王升威等人 2014 年对检测出有 PAX9 突变的 11 例患者的缺牙表型进行了研究，发现牙位缺失率最高的为上颌第一磨牙，其次为上、下颌第二磨牙，上颌尖牙最少受累（图 2-1-3）。

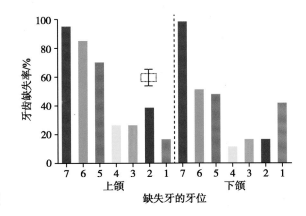

图 2-1-3　11 例 *PAX9* 突变患者的缺牙表型

由于先天性牙齿缺失的遗传因素很复杂，有时是多基因的协同作用造成的结果。因此，基因型与表型相关性的研究尚无定论。

（2）基因检测：遗传学样本采集，在患者知情同意的情况下，采集患者及亲属的血液或唾液样本，按照样本要求保存，以便进一步的基因检测。

样本提取 DNA，进行候选基因的 sanger 测序、全外显子测序或全基因组测序。分析结果，并进行功能实验，最后确认导致该患者疾病的遗传学病因。

第二节　先天缺牙的临床表现

一、口腔的表现

1. 牙齿缺失　牙齿先天缺失，缺失数目从 1 颗至全口牙不等。个别牙缺失者，如果没有明显的缺牙间隙，常不易发现，如果在替牙期恒牙缺失而乳牙未脱落，也不易发现。缺失牙齿多者，对咀嚼功能和美观有明显影响。

单纯型先天缺牙很少累及乳牙，但合并综合征表现的先天缺牙，特别是无汗 / 少汗性外胚层发育不良，一般都累及乳牙及恒牙列，造成早期牙齿功能的严重丧失。Axenfeld-Rieger 综合征也可能累及乳牙列，但通常主要是造成恒牙的先天缺失，特别是上颌切牙。牙 - 甲 - 皮肤发育不良综合征（odontoonychodermal dysplasia，OODD；OMIM：257980）在口腔的表现是乳牙缺失少而多数甚至全部恒牙缺失。

往往有乳牙缺失者，就诊时间早，3 岁左右就到口腔科寻求帮助。而仅有恒牙缺失者，患儿和家长都发现较晚，没有恒牙在根方的生理性刺激，乳牙脱落往往滞后，故不易发现缺牙。常在青少年时期，因为牙齿大小不一，影响美观才来就诊。

患者口腔内缺牙，并且否认拔牙史，还需根据 X 线片确认相应区域无未萌出的恒牙胚才能最终诊断为牙齿缺失。先天缺牙是牙齿在发育早期受到干扰的结果。当牙齿未在口内萌出，并且在 X 线片中没有肉眼所见的牙胚即可诊断为先天缺失。在出生时全部乳牙和第一恒磨牙的牙囊即可在 X 线片中观察到，而 6 岁后除了第三磨牙外全部恒牙已能在 X 线片中观察到。第三磨牙的发育差异很大，一般在 8～10 岁后可在 X 线片中观察到。因此，诊断恒牙发育不全通常要在 6 岁后(除外第三磨牙)或 10 岁后(包括第三磨牙)。

颅骨锁骨发育不良(CCD)的患者口内也表现为牙齿数目减少、乳牙滞留等，但是 X 线片可发现颌骨内有未萌出的数目不少的恒牙胚(图 2-2-1)，这是一种以萌出障碍为特点的牙齿发育异常，不能称为先天缺牙。同时患者伴有锁骨短小或缺如、头颅宽大、囟门未闭、身材矮小等特点。

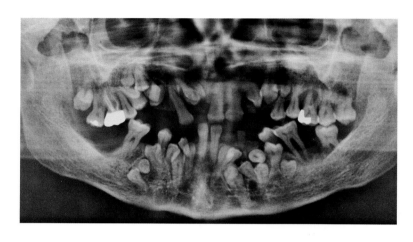

图 2-2-1　CCD 患者的全口牙位曲面体层片
可见未萌出的恒牙及牙胚

2. 牙齿形态异常

(1)小牙症：是指比正常牙小的牙齿，是牙缺失畸形中常见的特征。研究显示，无论是作为综合征还是单纯型牙齿先天缺失，其现存牙齿的近远中径都明显小于正常人群牙齿的近远中径。关于此症状并无患病率和严重度的相关数据。小牙症可出现于乳牙与恒牙，可以影响一颗或更多颗牙齿(图 2-2-2)。在这些受影响的牙齿中常出现牙冠形态异常，表现为切牙近远中边平行或朝切端聚拢的切缘；后牙没有倒凹；受影响的侧切牙常出现卵圆形或向切端聚集的形态；牙根与牙冠出现类似的减小。

小牙症是受基因突变影响的，外胚层发育不全症和其他与牙缺失畸形相关的综合征中可见到最严重的表现。但小牙症与牙缺失畸形并不一定会同时出现。Brook(1984)提出小牙症与牙缺失畸形是有基因影响相关性的。可能似有影响"阈值"，如果低于阈值则牙胚不发育。

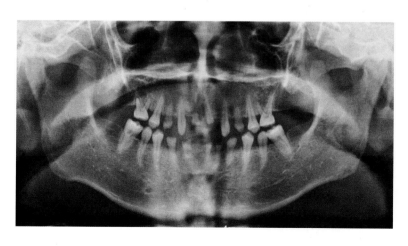

图 2-2-2　单纯型先天缺牙患者的全口牙位曲面体层片
可见牙齿形态小，有散在间隙

小牙症会影响到牙齿宽度,造成牙与牙弓关系不协调而出现间隙。间隙可出现于局部一颗到两颗牙(图 2-2-3)或出现于口内大多数的牙。要解决此主诉有一定难度,需要正畸治疗重新分配间隙,然后利用修复治疗恢复牙的正常形态。在极端病例中甚至需要使用覆盖义齿才能解决问题。

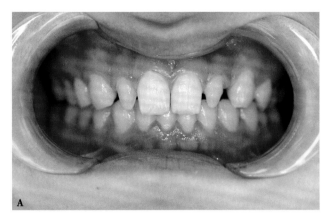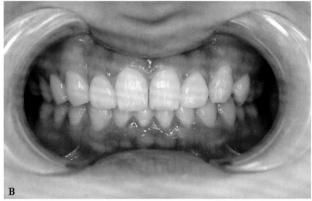

图 2-2-3　过小牙患者的修复情况
A. 两侧上颌侧切牙为过小牙　B. 全瓷冠修复后

(2) 锥形牙:指牙冠形态朝向切端收窄(图 2-2-4),有时会出现针状外观。受影响的牙齿可同时有小牙症。与小牙症相同,锥形牙可影响部分或全部牙齿。这个症状大部分是由基因变异决定的,但可能与小牙症一样有系统性或局部性因素。

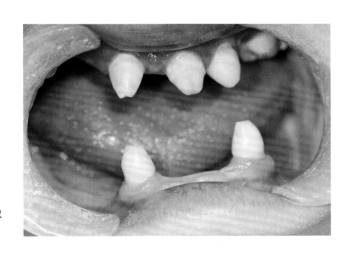

图 2-2-4　牙齿发育异常患者的口内像
可见上下颌前牙为锥形牙

很多患者对锥形牙的外观不满意,可利用树脂修复或粘接修复来恢复外形(图 2-2-5),然后再进一步行义齿修复。覆盖义齿也能修复牙齿的形态,尤其是在需要改变咬合垂直高度(OVD)或多颗牙齿缺失时。

非常尖锐的锥形牙需要做外形修整,以便减小伤及口内软组织的可能性。除了上述治疗方式外,也可以将牙尖磨钝。

在综合征型先天缺牙患者中,牙齿形态的异常则更为常见。如无汗/少汗性外胚层发育不良患者的萌出牙中多有锥形牙,在其 X 连锁隐性遗传的家系中,女性携带者可能仅有的发育异常表现就是畸形上颌侧切牙。

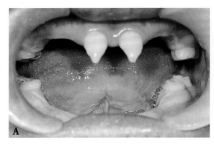 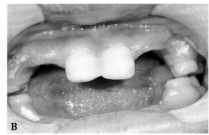 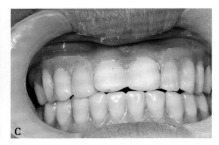

图 2-2-5 先天缺牙并伴锥形牙患者的口内像
A. 上颌前牙为锥形牙 B. 用树脂冠修复,改变外形 C. 配戴可摘义齿修复体

3. 牙齿结构异常 - 伴牙釉质发育不全 一些患者在先天缺牙的同时,余留牙有牙齿发育不全,色泽异常(图 2-2-6)。

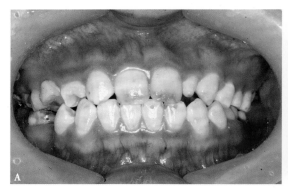 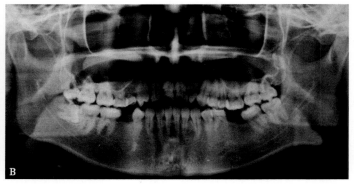

图 2-2-6 先天缺牙伴牙釉质发育不全
A. 口内正面像可见牙釉质发育不全,且有缺牙 B. 全口牙位曲面体层片可见缺失牙区域无牙胚

4. 牙齿异位萌出 恒牙异位萌出常见于牙缺失畸形患者。可能是因缺乏邻牙引导而无法萌出到正确位置。有很多关于上颌尖牙异位萌出至侧切牙缺失位置的记录,有时候会出现牙扭转。异位萌出的牙和扭转牙要达到美观的修复效果会有困难。当牙萌出位置与理想位置有一段距离时可能需要行正畸牵引。扭转牙有时很难矫正,因此会影响治疗结果。牙未萌出时还可能需要通过手术方法助萌。

5. 乳牙滞留 如果乳牙对应的恒牙缺失,此牙牙根会延迟吸收,往往可保留很长时间,有些乳牙甚至保留至患者四五十岁(图 2-2-7)。应注意恒牙延迟萌出是牙缺失畸形的一个特点,其对应的乳牙可比一般乳牙保留更长时间。但是乳牙滞留并不能作为恒牙缺失的诊断标准,要根据 X 线片判断。

当恒牙缺失时,乳牙牙根吸收速度差别很大。对于乳尖牙、乳磨牙,下颌吸收速度比上颌吸收速度慢,可对缺失恒牙而滞留的乳尖牙和乳磨牙的牙根吸收量做一定程度的预测。Haseldenet 等人 2001 年研究报道,60%～80% 的乳尖牙在 35 岁之前几乎没有牙根的吸收,剩余 20%～40% 有少于一半的牙根吸收。在 35 岁之后牙根吸收变化明显。相比而言,第一乳磨牙很早就开始了牙根吸收。在 12 岁时只有 20% 的患者还保留较为完整的牙根,其余患者一般有超过一半的牙根吸收。约 40%～60% 的患者第二乳磨牙到 24 岁时牙根基本无吸收,其余患者吸收了 25%～50%。25 岁之后吸收程度明显增加。

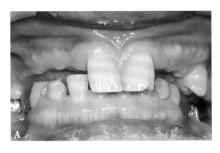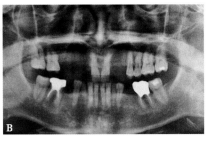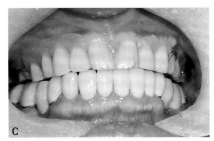

图 2-2-7　先天缺牙患者的修复情况

A. 口内正面像可见缺失多颗牙　B. 全口牙位曲面体层片可见缺失牙区域无恒牙胚,下颌尖牙位置有乳牙滞留　C. 下颌行固定修复(包括乳牙牙冠),上颌行可摘义齿修复

虽然滞留的乳牙牙根吸收严重,但仍可提供数年的令人满意的功能。对于滞留牙的去留需要根据个体长期治疗的方案慎重决定。保留乳牙对于保持牙槽骨高度、占据牙齿位置空间以及保留一定的咀嚼和美观功能来说是有益的。但是随着年龄增长,乳牙相比恒牙牙冠低且不耐磨,因而导致对颌恒牙过长或伸长,进而出现𬌗曲线异常(图 2-2-8)。

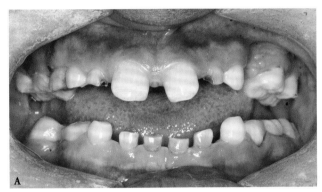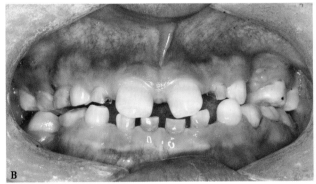

图 2-2-8　先天缺牙患者的口内像

A. 上下颌牙未咬合正面像,可见口腔内乳恒牙并存,𬌗曲线异常　B. 牙尖交错𬌗正面像

滞留的乳牙会出现严重磨耗,影响美观,还可能出现咀嚼困难,并且可增加对颌牙过萌的概率。滞留乳牙常出现骨粘连,局部颌骨发育不良和影响相邻恒牙萌出。

6. 牙槽骨发育不良　存在牙缺失畸形的患者,不论是有牙或缺牙的部位,都可出现发育不良的牙槽骨。由于牙槽骨是随着牙齿的萌出而发育,又伴随牙齿的丧失而不断吸收的,因此,无论何种形式的牙齿先天缺失,都会由于牙胚的缺如及缺乏功能刺激而导致局部牙槽骨发育差,口腔表现为缺牙区牙槽嵴高度极低。图 2-2-9为一位 14 岁患者从小缺牙未修复,牙槽嵴极度狭窄和低平,类似于老年无牙颌患者的牙槽嵴。图 2-2-10 为一位 10 岁全口先天无牙患儿的全口牙位曲面体层片。从临床观察得出,如果患者原有乳牙,或者自幼进行积极修复保持了一定的功能刺激,其牙槽嵴能有一定的高度和宽度。牙槽骨发育不良可以是局限的,也可以是全部的。由于牙弓内差异较大,局限性的发育不良可影响外观与咬合,而全部的牙槽骨发育欠缺还会加大息止𬌗间隙。图 2-2-11 显示一位外胚层发育不良患者颌位记录时的图像,可见蜡堤比一般患者的蜡堤厚。

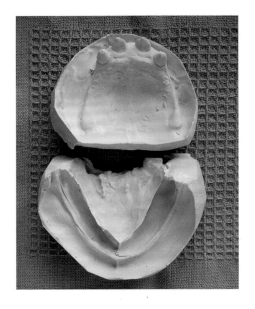

图 2-2-9　14 岁女性患者自幼缺牙，未曾修复，模型可见牙槽嵴低平

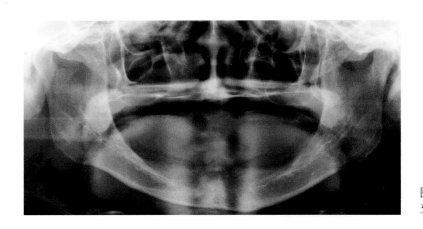

图 2-2-10　10 岁全口先天无牙患儿的全口牙位曲面体层片

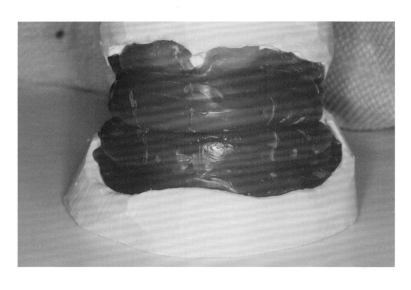

图 2-2-11　外胚层发育不良患者确定颌位关系
可见外胚层发育不良患者的蜡堤比一般患者厚，说明颌间距离大

牙槽骨发育不良影响美观与功能。较轻的症状可由固定修复恢复，但较为严重的患者需使用可摘修复体的基托来恢复其丰满度，甚至需外科前期手术将牙槽骨增量后再修复。

牙槽骨发育不良对种植治疗有一定的影响，会出现植入位置不理想或不足以植入种植体。牙槽骨外形可能造成种植植入方向不理想。牙槽嵴顶下方狭窄也能造成种植的困难。虽然在牙槽嵴顶处宽度合适，但种植体在向根方打入时会在颊侧或舌侧暴露。

牙槽骨体积减少也会造成正畸治疗的困难。在牙齿正畸移动过程中，牙齿必须有足够的骨组织才能移入。当尝试将恒牙移入有"束腰"（窄）形态的牙槽骨时，牙根很有可能与颊侧或舌侧的皮质骨接触，造成正畸移动的力量受阻，并且造成牙冠的倾斜，如果使用过大的力量强制牵引，牙根会出现吸收。

7. 息止𬌗间隙增大　息止𬌗间隙增大在牙缺失畸形患者中较为常见。有报道，到专科医院就诊的、约10%的患者临床上可见5~7mm的息止𬌗间隙，而另外有4%的患者息止𬌗间隙会大于7mm（Hobkirk等，1994）。从而导致单颌或双颌的咬合平面过度靠近基骨，造成面形在牙尖交错位时显得"过度闭合"，并且在正常功能状况下无法看见前牙（图2-2-12）。

息止𬌗间隙增大最大的影响是不美观，但有时咀嚼功能与发音也受影响。对较年轻的患者可利用覆盖义齿达到改善外观与功能的作用，这是较为简单而且可逆的治疗。对成年患者可考虑正畸治疗，以及较为复杂的固定修复、种植修复等综合方案才能达到较好的长期效果。

8. 恒牙迟萌　恒牙迟萌是牙缺失畸形的另一个特征，但是很少有相关报道。恒牙延迟萌出对治疗时机影响较大，有些治疗，如正畸和修复治疗依赖特定牙齿萌出后才可进行。还需要利用X线片确定恒牙是否缺失，不能因未在预计岁数萌出就认为是牙缺失。

9. 牙间隙　由于牙齿数目减少，或者是比恒牙小的乳牙滞留，或者是存留的恒牙有过小牙畸形时，常显得口腔牙齿之间有很多散在间隙。间隙的存在会导致邻牙倾斜、对颌牙过萌，𬌗曲线异常，这些加剧了牙列存在的问题，常妨碍义齿修复，也是患者需要正畸的重点内容。

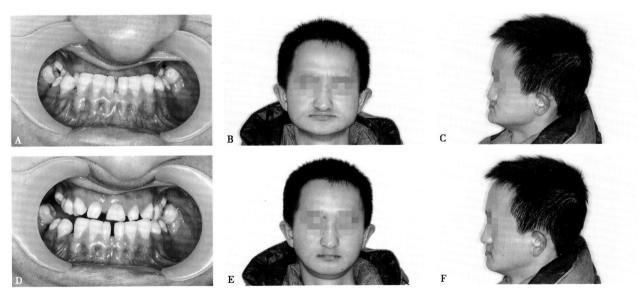

图2-2-12　患者先天缺牙，后牙缺乏支持，下颌前伸，导致异常咬合和面形
A. 口内咬合像可见后牙咬合时过度闭合，呈反𬌗状态，看不见上颌前牙　B. 过度闭合时的正面像　C. 过度闭合时的侧面像　D. 口内像可见放松状态下呈对刃𬌗　E. 戴可摘义齿后，后牙恢复咬合支持的正面像　F. 恢复正确咬合后的侧面像

10. 咬合关系异常 由于患者有缺失牙，又有乳牙滞留、牙齿倾斜、牙间隙、个别牙过萌等多种因素，导致咬合关系异常。为了行使咀嚼功能，为了达到多数牙接触，下颌常处于异常颌位。患者的咬合位置与正中关系位相去甚远。因此，在行义齿修复时，恢复正常的颌位非常重要（图2-2-12）。

11. 错殆畸形 牙齿先天缺失患者，绝大多数有错殆畸形（图2-2-13），例如：牙齿间的散在间隙、反殆、深覆殆、深覆盖、恒牙伸长或过长、牙齿倾斜、牙列不齐等。

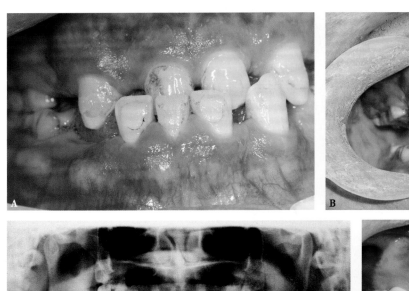
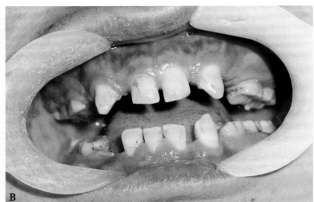
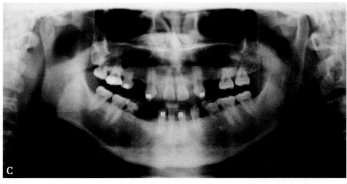
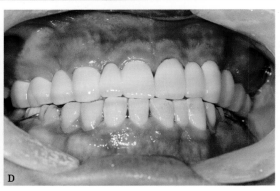

图2-2-13 先天缺牙患者，可见错殆畸形

A. 咬合时口内像 B. 上下颌未咬合时口内像 C. 全口牙位曲面体层片可见缺少恒牙胚 D. 上颌行固定修复，下颌行可摘义齿修复后口内像

12. 相关软硬组织异常 软组织异常最常见的是上唇系带附丽距离牙槽嵴顶过近的现象，常伴有上颌中切牙间有较大间隙。需要修整唇系带后正畸关闭间隙（图2-2-14）。另一现象是舌体肥大，缺牙很多或全口无牙的患者舌体常常肥大而有力，如同老年无牙颌患者一样，会给义齿修复造成困难。

硬组织异常的表现有剩余牙槽嵴萎缩、上颌或下颌发育不足等。咬合关系呈反殆的患者会伴有下颌颏部发育过度。还有个别患者出现乳牙滞留区域的牙槽骨的异常增生。

由此可见，牙齿先天缺失并不只表现为牙齿数目的不足，常常还合并现存牙齿的形态、结构以及萌出的异常，甚至牙体硬组织的结构缺陷和牙齿萌出时间、顺序的紊乱等。

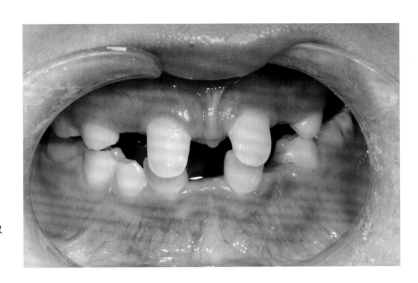

图 2-2-14　先天缺牙患者的口内像可见唇系带粗大且附丽位置低，上颌中切牙有间隙

二、口腔颌面部的表现

有证据提出患有牙缺失畸形的患者与正常人颅面部形态不同。从头颅侧位片的测量可见 SNA 与 SNB 角减小，上下颌长度减短，伴着下颌 - 颅底比例减少。有骨性Ⅲ类的咬合趋势，因为上颌收缩伴有颏部前倾而减小了 ANB 角。因为下颌出现向上的旋转，故面前部发育高度减少，降低了 Frankfort- 下颌平面角（FMPA）和颅底 - 下颌平面角（SNMP），导致上下颌前段发育的高度减少。面部垂直高度的降低加上息止𬌗间隙的增加使得患者面部显得"过度闭合"，这个改变与缺乏后牙支持的牙齿功能代偿有关。

总体而言，颅面部形态变化在严重的牙缺失畸形患者中较为明显。颅面部形态改变通常会影响到患者外观，需要做复杂的正畸与修复治疗才能达到改善的目的。在特别严重的病例中需要行正颌手术才能有较为理想的效果。

通常在单纯型先天缺牙患者的病例报道中，除了牙齿发育缺陷，没有其他异常。但在合并综合征的患者中，发生于口腔颌面部的发育缺陷却很常见。颌面部骨骼的发育异常是 Axenfeld-Rieger 综合征的一个常见特点，患者常表现为比较严重的上颌骨发育不足，以及轻度的下颌前突，导致面中部凹陷的外貌特征（图 2-2-15）。有学者通过患者的 X 线头颅侧位片分析得出结论，认为 Axenfeld-Rieger 综合征患者的上颌发育不足不仅是局限在牙槽嵴的区域内，而且是由骨骼发育不足和牙槽骨发育不足共同造成的。

对少汗性外胚叶发育不良的患者来说，除了无汗 / 少汗、毛发稀疏、先天牙齿发育不全三大症状以外，还有特征性的面容，表现为鞍状鼻、口唇肥厚、眶周皮肤色素沉着，由于头发稀少和大多数牙齿缺失，呈现"早老"面容。

其他合并先天缺牙的综合征也常常会表现颌面部的发育缺陷。如 EEC 综合征（ectodermal dysplasia，ectrodactyly，cleft palate；外胚层发育不良、缺指 / 趾、腭裂综合征）除了先天缺牙和锥形牙，还有 75% 可见双侧唇腭裂。

单纯型先天缺牙的患者，如果缺牙数目多，常可继发颅面形态异常，由于缺牙数目多，可见面下 1/3 垂直高度不足，如果上颌前牙缺失多而下颌前牙缺失少时，常呈现反𬌗面型。但多数患者经义齿修复能有稳定的颌位关系，前牙能实现正常的覆𬌗、覆盖关系。

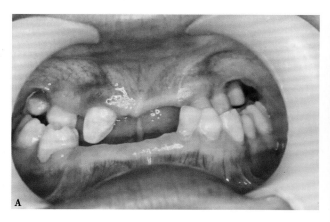
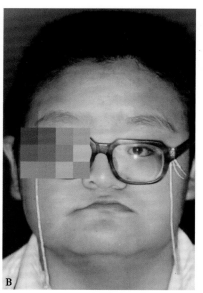

图 2-2-15 Axenfeld-Rieger 综合征患者的正面像和口内像，可见面中部凹陷
A. 口内正面像，可见反𬌗　B. 正面像

三、全身其他系统的发育缺陷

有无全身其他器官的发育异常是区别综合征型先天缺牙和单纯型（非综合征型）先天缺牙的标准。据报道合并牙齿发育不全的综合征有超过 100 种以上，通常除了牙齿，都有其他器官的发育缺陷，主要是外胚层来源的组织器官，如皮肤（图 2-2-16）及其附属器、眼、耳的部分组织等，有的还合并身体其他的发育缺陷及其导致的继发症状和疾病。如 Hallermann-Streiff（HSS）综合征呈现"鸟样"的面容（图 2-2-17）、毛发稀少、先天性白内障以及牙齿发育不全为临床的特征表现，出生时可有异常牙齿存在，通常身材较小等。外胚层发育不良患者由于汗腺发育不良可导致婴幼儿期不明原因的间歇性发热，还可合并外分泌腺如唾液腺、乳腺组织的发育不良。Axenfeld-Rieger 综合征有眼距增宽，还有合并垂体发育异常导致身材矮小者，更有约 50% 的患者因眼睛前房发育不良（图 2-2-18）、继发性青光眼而导致失明等。还有缺牙患者合并并趾或多指、趾的情况（图 2-2-19，图 2-2-20）。

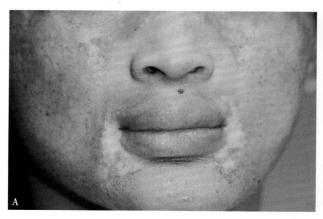
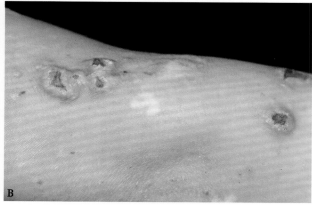

图 2-2-16 外胚层发育不良患者的皮肤表现
A. 口周皮损情况　B. 上臂皮损情况

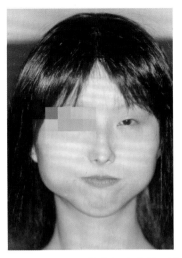

图 2-2-17 HSS 综合征患者的面容

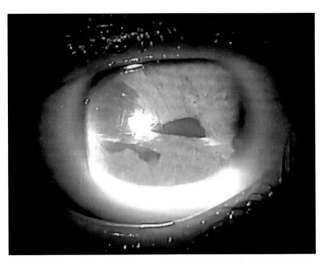

图 2-2-18 Axenfeld-Rieger 综合征患者的虹膜图,可见虹膜缺损

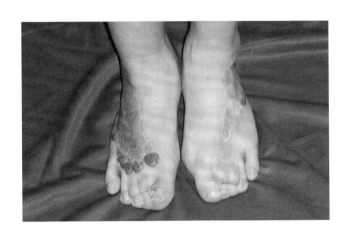

图 2-2-19 先天缺牙患者双脚异常情况,可见皮损和并趾

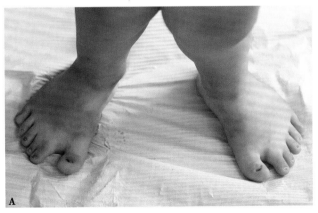

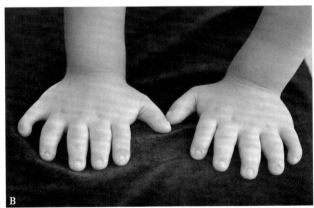

图 2-2-20 EVC 综合征患者的手足照片
A. 双足照片,可见多趾 B. 双手照片,可见多指

（冯海兰）

第三章

先天缺牙的口腔功能恢复治疗

由于对先天缺牙的病因机制的认识有限，以及遗传性发育缺陷的不可逆性，目前临床上还没有对已出生患者针对病因的根治方法，仅仅为对症治疗。

个别牙缺失很少造成严重的后果，但先天多颗牙的缺失或全口无牙往往会严重影响到患者的口腔功能，如咀嚼、发音、外观，甚至影响到患者的社会心理和自我评价。因此，口腔的临床治疗不仅是修复患者的缺失牙，从而恢复其口腔功能，同时也是一种对患者社会心理的支持。此类患者由于牙槽嵴条件差，余留牙常见小牙和/或锥形牙等畸形表现；𬌗曲线异常；因缺牙导致的软组织功能代偿等，都能严重影响到修复体的固位和稳定，给修复工作造成很大的困难。

由于不同年龄阶段患者的需要不同，也因为各类修复体的局限性，口腔治疗是需要患者终身采纳和维护的序列治疗。同时，也需要多学科的治疗团队合作，比如儿童口腔科、口腔正畸科、口腔修复科、牙体牙髓科、牙周科、口腔外科等。

第一节 治 疗 原 则

一、以口腔修复为导向的治疗措施

先天缺牙的患者到口腔科就诊的主要目的是为了进食以及美观。因此制订以口腔修复为主导的治疗措施是基本原则，也就是根据患者的情况以及各种修复体的利弊来决定何时修复和采用什么方法修复。

1. 患者在幼儿期就诊，一般是乳牙缺失比较多的情况，口腔医师要以可摘义齿帮助建𬌗为主要目的。一方面是恢复咀嚼功能，改善美观，同时也是为了防止缺牙对颅面部生长发育产生的进一步影响。

2. 患者在混合牙列期就诊，多数是因为乳牙缺失不多，而恒牙缺失，在替牙期发现缺牙，口内滞留部分乳牙，牙齿参差不齐。这时要根据缺失情况，因势利导。

（1）缺牙不多者，要根据恒牙缺失的部位、乳牙的松动度等因素进行考虑。可用树脂恢复外形、临时冠桥、局部义齿等方法恢复功能和美观，维持正常的𬌗曲线。从而进一步从长计议，例如在儿科、正畸科的帮助下，为最终的咬合重建创造条件。

（2）缺牙多者，需要及时以可摘义齿修复，阻断不良的咬合习惯，逐步调整建立稳定的咬合。必要时在正畸科的帮助下，为最终的咬合重建创造条件。

（3）儿童口腔科可以采取干预措施，根据生长发育规律序列拔牙，以减少缺牙对牙列及咬合的影响（详见第五章）。

（4）混合牙列晚期或恒牙列早期，多数患者需要正畸科的帮助。以最终修复形式为导向，例如，制取研究模型，制作诊断蜡型，或者通过计算机辅助设计，将治疗方案与患者和正畸医师进行讨论，以确定最终方案。建议正畸医师集中或关闭间隙、升高后牙、压低过萌牙齿、调整𬌗曲线，为最终的咬合重建创造条件。

3．成人期就诊的患者，要以咬合重建为主要目的进行设计。根据患者的情况及要求，患者能付出的时间和经济状况等，采用可摘义齿、固定义齿、种植义齿修复。

二、早期修复

早期修复治疗的根本目标是恢复口腔功能、维持咬合高度、促进面部发育。缺牙多的患儿，从母乳过渡到常规饮食非常困难，需要大人将食物嚼碎后喂养。因此需要义齿修复的愿望非常强烈。但也有些牙齿先天缺失的患儿由于自幼缺牙，缺牙的状态伴随成长的过程，使他们习惯于口腔少牙或无牙，饮食习惯也适应于口腔状态。因此这些患儿由家长带来寻求义齿修复，多数并不是以恢复咀嚼功能为主要出发点，而是为了美观、社交等需求。有些医护人员甚至也认为，等到成人后再进行种植义齿修复是唯一的办法。

实际上，对于这类患者，应该积极给予早期修复，不仅是为了尽早恢复正常的咀嚼功能、发音功能，恢复美观和外形，还为了防止𬌗曲线的改变、牙槽嵴因废用而出现的严重萎缩，以及颌骨及面部外形的改变，为将来成年后行种植义齿等修复创造条件。另外，早期修复对于恢复面部正常外观，维持正常的社会交往和患儿心理的健康发展都有重要意义。在这一阶段主要采用可摘义齿的修复方法（图3-1-1，图3-1-2）。

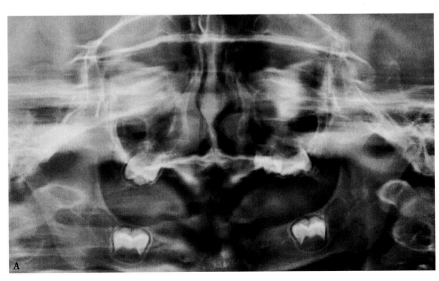
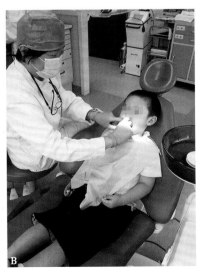

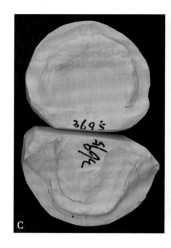
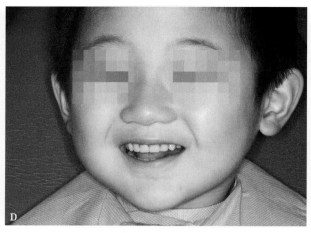
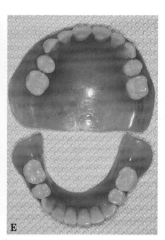

图 3-1-1　3 岁患儿全口乳牙缺失及修复情况

A. 全口牙位曲面体层片可见全口乳牙缺失，磨牙区有恒牙胚　B. 制作义齿前取模　C. 全口乳牙缺失的模型　D. 配戴全口义齿后正面像　E. 患儿配戴的全口义齿

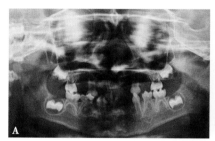
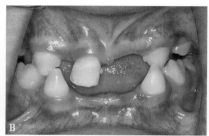
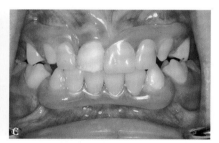

图 3-1-2　4 岁患儿乳牙牙列缺损，行可摘义齿修复

A. 全口牙位曲面体层片可见乳恒牙均有缺失　B. 口内正面像可见乳牙有缺失　C. 患儿配戴可摘义齿后口内正面像

三、多学科协作治疗

先天缺牙患者的口腔保健需要由多学科交叉团队来协作设计和处理，各专业人员将从患者的最大利益出发为其提供积极的治疗。团队的所有学科对治疗的成功都是必须的，但是在治疗过程中，不同学科技术的贡献是不同的。在年轻患者的病例中，儿科医师可能起主导作用。他们要对患者的全身情况进行评估，尤其是对综合征型的先天缺牙患者的其他异常表现作出初步的诊断和处理。患者对自身状况和对治疗的理解、合作的能力以及与治疗团队建立长期关系的需求等，对治疗来说也都是特别重要的。在这个阶段作出的决定、建立的口腔保健模式会有较大的、长期的影响，乳牙列和早期恒牙列阶段的治疗计划更多的是行为评估或干预，而并不一定采取复杂的治疗。到恒牙期的治疗，一般需要正畸科和修复科的共同努力，有时还需要外科的帮助。另外，要有知情同意，要了解患者和家长的关系以及他们对治疗结果的期望等。

总体而言，采取比较灵活的方法，以便先天缺牙患者能在一个对于患者及家属都比较合适的时机接受积极的治疗。另外，配合有效预防的常规口腔保健，对维持好的口腔健康来说也是至关重要的。要向患者及家属解释先天缺牙的性质，帮助他们理解并接受这种状况，同时最好在多学科团队中能方便转诊。也有必要向临床或遗传学专家转诊，他们可以帮助整个家庭进行病因学诊断，也可以给予正确的遗传学咨询。在诊断和治疗的早期阶段，维持好口腔卫生，建立行为管理方法，对于使患者和家长能接受和配合进一步的治疗是很重要的。

因此，先天缺牙患者在恢复口腔功能的过程中，需要接触多位口腔学科的医师。早期，可能是儿童口腔科医师，询问牙齿萌出少的问题，或者是余留乳牙的龋病或牙周炎。还有可能直接找修复科医师，希望制作义齿恢复美观和功能。到混合牙列或恒牙列早期，也可能去儿童口腔科询问替牙期的问题，或者因恒牙的龋病和牙周炎咨询牙体牙髓科和牙周科医师，或者是患者和家长感觉牙齿大小不一、排列不齐，咨询正畸科医师或修复科医师。成年时，则会寻求永久性修复，常需行修复前正畸，甚至行正颌外科。通常需对余留牙齿的健康进行牙体和牙周的治疗与维护，需外科拔除无法保留的乳牙，以实施包含种植在内的咬合重建修复。永久修复后，还有伴随一生数十年的口腔医疗维护。各学科发挥自己专长的同时，又能使患者在各科室间"无缝衔接"，是一种最理想的状态，也能得到最好的结果。

四、持续终身的口腔健康序列治疗

牙齿缺失是由先天因素造成，故患儿及家属发现后就可能会寻求口腔医师的帮助。如果有较多的乳牙缺失，会在学龄前开始就诊；如果仅有恒牙缺失，会在青少年时期就诊。初期的健康维护包括：余留牙齿的疾病治疗及义齿修复。替牙期后，健康维护包括余留牙齿的疾病治疗、正畸治疗、修复治疗等。成年后仍然有余留牙齿的疾病治疗，种植义齿等方式的修复以及不间断的口腔健康维护。患者如果能遵循序列治疗的方式，则能将牙齿缺失带来的影响减低到最小，并能尽量保留余留牙的健康寿命，能尽量保留剩余牙槽嵴的高度，能满足咀嚼、美观、发育的基本要求，使颅面形态得到良好发育。否则，成年后才来寻求帮助，那时正畸和修复治疗都会更加复杂，且无法满意实施。可能因颌骨发育异常，需要正颌手术；可能由于牙槽嵴严重吸收，无法进行种植手术，甚至由于长期习惯口腔没有牙齿，连可摘义齿都无法适应，终身都不能满足基本的咀嚼和美观要求。

即便成年后已经进行了咬合重建治疗，也需要不间断的口腔健康维护，定期随访，及时解决出现的问题。

因此，对先天缺牙患者的修复治疗是持续终身的，也是根据不同就诊时期循序渐进的序列治疗。

第二节 不同就诊时期的具体治疗方法

为了叙述更加有条理和接近临床实际情况，本节采用按照患者不同的就诊年龄来阐述治疗原则及方法。John AH 曾用表格汇总了不同时期的治疗方法（表3-2-1）。

表 3-2-1　不同发育阶段的常用治疗形式

年龄 / 牙列	治疗形式	注释
6 岁以下学龄前 / 乳牙列	因心理和功能原因，制作可摘义齿	在生长过程中需要定期调整；对于牙槽嵴发育较差的患儿，固位和稳定性可能会有问题
7～12 岁 / 混合牙列	复合树脂改形以改善过小恒牙或已磨损乳牙的外观	
	可摘义齿	
	可能需要阻断性拔牙来引导萌出	防止上颌尖牙等牙齿的异位萌出
	通过简单的正畸治疗重新分配间隙（比如无法通过修复关闭的间隙）	需要长期保持
12 岁以上 / 混合牙列晚期、恒牙列	正畸治疗	可将桥体作为临时措施放在固定矫治器上或正畸结束后的保持器上
	正畸治疗后用树脂粘接桥修复缺牙	其他修复缺牙的方法包括：保留乳牙、义齿、固定桥、种植掩盖明显的发育不全及形态异常
	过小牙或发育不全牙齿的树脂改形	
	覆盖义齿（严重先天缺牙）	基牙可帮助保存牙槽骨，提高固位和稳定性，并提供本体感觉
16～20 岁 / 建立完整的牙列	单颗牙种植、种植固定桥或种植支持的覆盖义齿	在面部发育大部分完成时放置种植体（女孩一般在 18 岁，男孩一般在 21 岁）。在种植体放入之前可能需要行骨增量
	正畸和正颌手术联合治疗	对于面部发育完成后有严重骨骼畸形的患者

一、学龄前儿童期的治疗

此阶段涉及患儿乳牙列的治疗。这时就诊的患儿往往是多颗乳牙或者全口乳牙缺失，因此当家长发现患儿缺少乳牙时就会就诊，最小的就诊患儿才 1 岁多。患儿不能配合 X 线检查，无法明确缺牙数目，但是口腔内萌出的牙少是显而易见的。多数缺失乳牙的患儿常伴有外胚层发育不良的特征，比如毛发欠缺（图 3-2-1）、无汗或少汗、皮肤干燥、皮疹、易发烧等，萌出的乳牙往往呈锥形，多半是男孩。也有少数患儿无明显外胚叶发育异常的表现。在这阶段的口腔治疗要注意以下几点：

1. 早期修复　早期修复治疗的根本目标是恢复口腔功能、维持咬合高度、促进面部发育。另外，早期修复对于恢复颌面部的正常外观，维持正常的社会交往和患儿心理的健康发展都有重要意义。在这一阶段主要采用可摘义齿的修复方法。

早期修复一般在患儿 3 岁以后，能配合治疗时再开始。医师需要有熟练的技巧和足够的耐心。如果是无牙颌，则按照无牙颌修复的要求进行。当然，取印模要用小托盘，且印模材料切记不能多；确定颌位关系要用观察法，且动作应娴熟；排牙需使用乳牙人工牙，且可行适当减数等（图 3-2-1）。医师操作的每一步骤都应尽量避免失败，以免影响患儿的最初尝试。一旦尝试成功，以后的修复就能顺理成章的进行。

如果制作局部义齿，则要考虑余留牙的形态和位置。对锥形的前牙，可以用复合树脂修复改变外形。如果同时有纠正前牙反𬌗的需要，也可以采用"双牙列"的方法，将锥形切牙遮挡在腭侧，同时恢复垂直距离（图 3-2-2）。对个别停止萌出且牙冠低矮的乳牙，也可以用覆盖义齿的方法将其覆盖在基托下，但这种情况应特别嘱咐家长和患儿要保持口腔卫生，减少龋病及牙周炎的发生（图 3-2-3）。

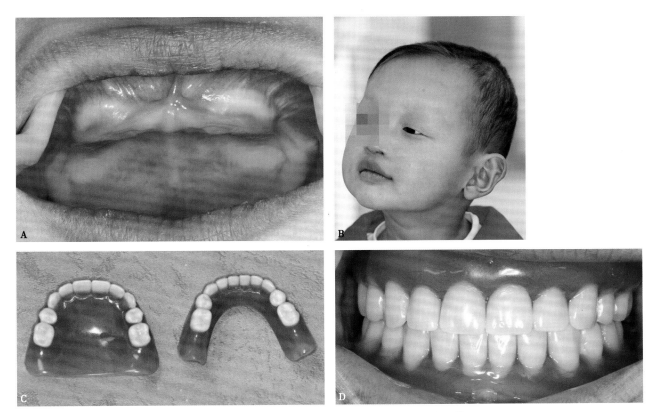

图 3-2-1　有外胚层发育不良症状的 4 岁患儿的修复情况
A. 患儿口内无牙情况　B. 正面像，可见毛发稀疏、眉毛缺如　C. 全口义齿　D. 全口义齿戴入口内正面像

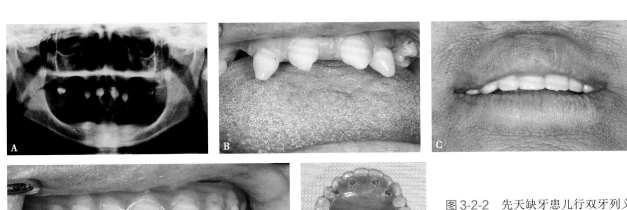

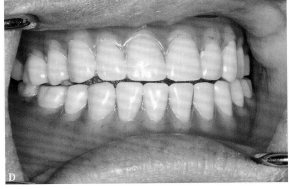

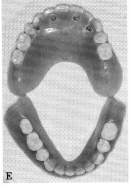

图 3-2-2　先天缺牙患儿行双牙列义齿修复
A. 全口牙位曲面体层片可见上颌余留牙呈锥形，下颌为无牙颌　B. 口内正面像可见上颌锥形的前牙　C. 义齿修复后患者的微笑像　D. 义齿戴入口内正面像，可见畸形牙通过双牙列修复方法已将其遮挡在腭侧　E. 可摘义齿，上颌腭侧可见预留孔

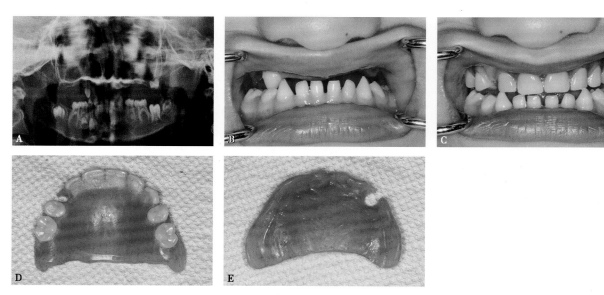

图 3-2-3　5 岁患儿多颗乳牙缺失及修复情况

A. 全口牙位曲面体层片可见上颌多颗乳牙缺失　B. 口内正面像可见上颌缺失多颗牙　C. 义齿修复后正面像　D. 上颌可摘义齿𬌗面观　E. 上颌可摘义齿组织面观

2. 随访并更换义齿　由于患儿处于生长发育期，牙弓和颌骨都在不断发生变化，因此义齿一般需 2 年左右进行更换，否则会影响颌骨的生长发育，尤其是跨过中线的义齿，图 3-2-4 可见时隔 3 年两副义齿的变化。另外，由于配戴义齿，对口腔卫生的维护要求更高，需教会患者及家长口腔卫生维护的方法，需要定期检查余留牙齿有无龋损和牙周炎症，对出现的问题及时治疗。

3. 动态观测恒牙萌出情况　缺失乳牙的部位并不意味着恒牙也缺失，无论全口义齿还是可摘局部义齿，基托覆盖区都有可能妨碍恒牙的生长。在 6 岁左右，可以为患儿拍摄 X 线片，经过 X 线片诊断恒牙胚的发育情况。要随时观察恒牙萌出的部位，一旦开始萌出，应将基托的覆盖去除，使恒牙顺利生长。图 3-2-5 显示的是图 3-1-1 中所示的患儿在 6 岁第一恒磨牙萌出时，修改义齿使其顺利萌出的情况。图 3-2-6 显示该患儿 7 岁时，第一恒磨牙牙冠完整萌出时的情况。

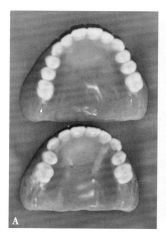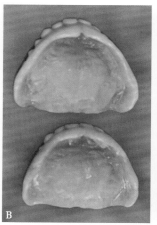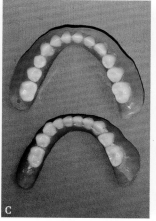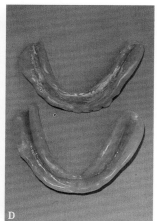

图 3-2-4　患儿 3 岁和 6 岁时配戴义齿的对比照片

A. 两副上颌义齿𬌗面观　B. 两副上颌义齿组织面观　C. 两副下颌义齿𬌗面观　D. 两副下颌义齿组织面观

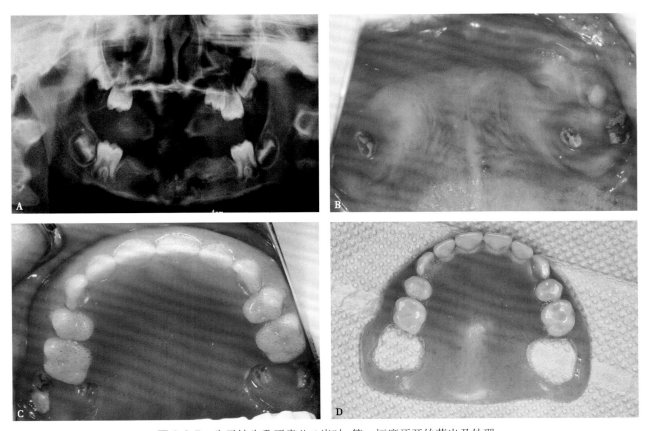

图 3-2-5 先天缺失乳牙患儿 6 岁时，第一恒磨牙开始萌出及处理
A.患儿 6 岁时，全口牙位曲面体层片可见第一恒磨牙即将萌出 B.口内用甲紫标记萌出的部位 C.修改义齿，去除阻碍恒牙萌出的部分 D.义齿修改后的外观

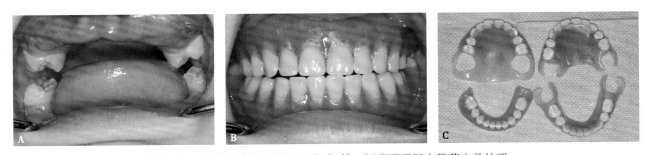

图 3-2-6 先天缺失乳牙患儿 7 岁时，第一恒磨牙牙冠完整萌出及处理
A.患儿 7 岁时口内像，可见第一恒磨牙牙冠完整萌出 B.口内戴入新义齿 C.新旧义齿比较

二、青少年时期的治疗

此阶段涉及患者的混合牙列或恒牙列早期。患者可以是乳牙列完整，却在替牙期发现恒牙萌出少而就诊（图 3-2-7）；或者是乳牙数目少，寄希望于恒牙的替换，却发现恒牙也迟迟不萌出而就诊；有的患者和家长因疏忽和缺乏口腔常识，常不知何时萌出牙齿，只是感觉牙齿数目少、牙齿稀、参差不齐而就诊。当然也有患者是

从幼儿期就开始配戴义齿，随着年龄增长而不断更换义齿，对他们的诊断和治疗是延续的。对于初次开始寻求治疗的患者，需要认真检查，制订计划。

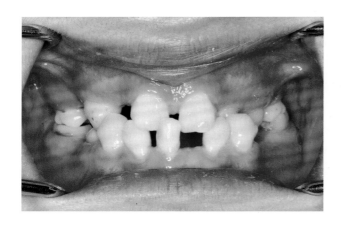

图 3-2-7　患者替牙期口内像

（一）修复前准备

1. 详细检查、记录口腔情况　对牙列情况进行全面检查和记录很重要。有必要仔细检查以区分乳牙、恒牙，这对于严重先天缺牙的患者会比较困难，因为一些恒牙可能为过小牙且形态异常，如果有迟萌或异位萌出的牙齿则情况会更加复杂。通过下述几个特征可帮助确定该牙是乳牙还是恒牙。

（1）颜色：乳牙比恒牙更白。

（2）尺寸：通常恒牙更大，而乳牙𬌗面更窄。

（3）磨耗：如果乳牙在口内存留的时间超过了它的一般寿命，则可能存在明显的磨耗面。

（4）球形：乳牙冠比恒牙冠更像球形，在釉牙骨质界处缩窄更明显。

（5）拍摄 X 线片：对牙齿的识别可通过 X 线片确认。与恒牙较长的牙根相比，乳牙的牙根更短、更细且分叉更大（图 3-2-8）。无继承恒牙的乳牙还可从影像学上找到牙根吸收的证据，但是这一点需要仔细辨别，因为有时异位的恒牙也会导致相邻恒牙的牙根吸收。

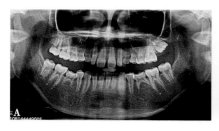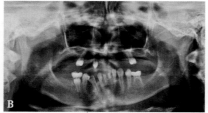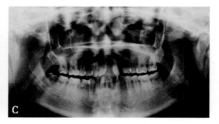

图 3-2-8　根据 X 线片辨别乳牙

A. 全口牙位曲面体层片可见 75、85 为乳牙　B. 全口牙位曲面体层片可见 75 为乳牙　C. 全口牙位曲面体层片可见 85 为乳牙

（6）检查牙齿的松动度：应检查所有牙齿的松动度。这可以提示乳牙的牙根吸收程度并预测其脱落时间。恒牙的松动度不断增加可以提示其牙槽骨有吸收，可能是由于牙周疾病或者相邻异位牙齿导致了牙根吸收。

牙齿的大小和形态、牙根解剖形态和牙周骨组织的影像学表现，可以提示一颗牙的预后。牙齿的健康或疾病史，如龋损、充填体范围、磨损和折裂也会影响其预后。

2．X线检查　X线检查对于评估和定位发育中的牙列、提供先天缺牙程度的概况及长期治疗计划的确定有很大的帮助。它们在辅助诊断（尤其是发育中的牙齿数量）、评估病理状态和制订治疗计划的作用中非常重要。拍摄X线片的时机是需要仔细考虑的问题，因为有必要评估放射剂量和所获得信息的价值之间的关系。对于有牙齿迟萌和乳牙数目减少且年龄很小的患儿，拍摄清晰的X线片比较困难，因为患儿可能难以配合。另外，因为牙列的建立还未完成，获得的信息有限，往往会导致对发育中的恒牙列的估计不足（图3-1-1和图3-2-5是同一位患儿在不同年龄时期拍摄的X线片）。有证据表明先天缺牙患者会有恒牙的推迟发育，所以过早的X线检查可能无法发现推迟发育牙齿的早期迹象。

家长的焦虑和希望能早些确定缺失牙情况的心情是可以理解的。这种情况下必须向家长解释年龄较小的患儿暴露于放射线的优点和缺点，以及过早进行检查获得的信息的有限性。即便此时从X线片上能得到了一定程度的信息，但对于年纪很小的患者，这也几乎不会影响到治疗计划和治疗方法。所以最好推迟到6岁左右，预期可得到更多的信息时再进行检查。

全口牙位曲面体层片可以扫描整个牙列、评估发育中的牙齿数量、发现明显的异位牙齿和其他可能的病理情况。全口牙位曲面体层片对于展示缺牙牙位非常重要，已经有特定牙齿缺失的先天缺牙患者可以通过该检查来进一步确定口内是否还有其他牙齿缺失。头颅侧位片可以用来确认是否存在与先天缺牙相关的颅面形态改变，或者用来评估骨骼不协调是否可通过早期功能矫治器来进行矫治。

必要时可补充使用口内像，它能比口外像提供更清晰的局部影像；咬合翼片可以辅助诊断可疑的邻面龋；根尖片可以展示牙根和周围支持组织的病理改变。

3．现状评估　为得到全面的治疗设计方案，正确的评估是必须的。应评估骨骼形态、颌骨关系、软组织形态和活动类型、息止𬌗间隙和咬合。这包括上下颌的水平和垂直关系，也包括覆𬌗和覆盖关系。牙弓间隙的测量非常重要，可以在口内或者研究模型上完成。牙弓内牙齿的位置、倾斜角度和牙槽骨内的高度也是重要的考虑方面。

（1）息止𬌗间隙：口内及口外检查都不适合判断咬合垂直距离，而息止𬌗间隙的评估会提供有用的信息。严重先天缺牙患者会表现为面部高度明显降低、息止𬌗间隙增大和过度闭合。与严重先天缺牙患者生长中的颌骨和软组织相比，其滞留（或磨损）乳牙的牙冠高度较低，所以息止𬌗间隙增大。如果考虑使用覆盖义齿恢复正常的面下1/3高度，则息止𬌗间隙是一个重要的测量方面。

（2）低𬌗：牙齿萌出后保持静止，未受到周围牙槽骨生长和𬌗平面垂直方向上改变的影响，看上去好像牙齿"下沉"了，这种现象称为低𬌗。低𬌗的牙齿不会移动，常常会有牙根的骨粘连，即牙骨质和牙本质与牙槽骨发生了融合。骨粘连发生率最高的是乳磨牙，Albers DD等报道，发病率从1.5%到9.9%。临床上轻敲牙齿，如果听到破壶音或金属音则提示牙骨质或牙本质与牙槽骨发生了融合。随着时间推移，这种现象会导致牙齿位置情况的恶化，也预示着拔除融合牙的困难。根尖片上可能发现牙根周围的牙周膜部分或全部消失。

治疗选择取决于整体的正畸评估以及低𬌗的程度和速度。Brearley和Mckibben（1973）提出了以下低𬌗的分类：

1）轻度：牙的𬌗面在预计𬌗平面以下约1mm；

2）中度：牙的𬌗面与一颗或两颗邻牙的接触点大致相平（图3-2-9B）；

3）重度：牙的𬌗面与一颗或两颗邻牙的邻面牙龈组织相平或在其下方（图3-2-9C）。

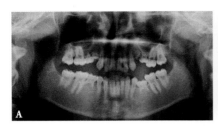
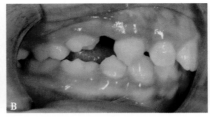
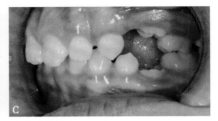

图 3-2-9 患者滞留乳牙呈现低殆

A. 全口牙位曲面体层片可见双侧滞留乳磨牙为低殆　B. 右侧滞留乳牙为中度低殆　C. 左侧滞留乳牙为重度低殆

与低殆有关的问题包括邻牙的近中倾斜，尤其是第二乳磨牙低殆且缺乏边缘牙槽骨时，第一恒磨牙可发生近中倾斜。治疗方案包括拔除患牙（通常是中到重度低殆患牙）或重建牙齿外形使其殆面与邻牙相平（图 3-2-10）。治疗方案应由正畸医师与修复医师联合制订。

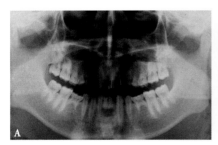
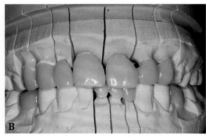
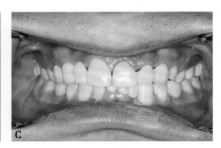

图 3-2-10 聚合瓷冠修复下颌第二乳磨牙轻度低殆

A. 全口牙位曲面体层片可见双侧滞留乳磨牙为低殆　B. 通过聚合瓷冠修复轻度低殆的下颌第二乳磨牙及其他口内问题　C. 修复体口内像

4. 初步计划和治疗　治疗计划包括决定应当做什么以及什么时候做，这两者同样重要。在一些情况下，由于患者、家长或者医师都认为没有必要，则可决定推迟任何积极的治疗，暂时接受本阶段的状况，以后重新评估。患者口腔卫生状况差以及配合能力差等也会导致积极治疗的推迟，直到患者变得更加成熟且能够配合治疗。然而，如果牙齿已患龋或牙周炎症，则干预是必须的，有必要优先于任何更进一步的治疗。

理想的咬合发育也是很重要的，可以通过利用生长模式和正常的牙齿移动等这些适当的干预来促成咬合发育。儿童口腔科医师可以根据牙齿生长发育规律采用序列拔牙，以帮助迟萌的牙齿正常萌出，减少缺牙带来的进一步损害（详见第五章）。当牙齿进一步发育时，正畸和修复的联合治疗计划会更加合理。通过初始的干预治疗来评估患者能否接受更复杂的治疗，能否进行更好的合作。

为了未来的计划容易进行，应考虑到预防性治疗（参见第五章）。例如，包括拔除乳牙为继承恒牙或邻近恒牙提供有利的萌出通路；拔除位置不好、可能萌出困难的低殆牙；行系带修整术以利于上颌中线处间隙的关闭。这可以解决患者的当务之急，并帮助其与治疗团队建立良好的关系。乳牙列或早期恒牙列前牙及后牙的多个间隙会引起美观和咀嚼问题，可通过可摘义齿修复解决。这个阶段也可以考虑预防性正畸。

5. 预防　良好的口腔健康状况是治疗的一部分，并需要持之以恒的维护，通过患者和口腔医师的共同努力以维持患者良好的口腔健康是可以实现的目标。在不健康的口腔中开始治疗，存在可能导致医源性疾病的风险，应当在讨论治疗方案的开始阶段就向患者及家长解释清楚。

通过有效的口腔卫生维护措施去除菌斑是预防龋病和牙周病的重要方法。建议使用手用或电动牙刷并配合使用牙线。间隙刷尤其适合于有牙缝和牙齿排列不齐的患者，也适合于清洁固定矫治器。鼓励患者每天刷牙2次，每次2~3分钟，家长应对其进行监督。

氟化物的防龋效果被得到证实。研究表明专业应用的氟涂漆对于预防龋齿是有作用的，应该考虑为先天缺牙患者使用。在龋易感牙齿的殆面使用窝沟封闭剂可形成微机械粘接保护层。建议使用窝沟封闭剂的患者群体中包括先天缺牙患者。乳牙列患龋率高的患儿，建议在其恒磨牙和恒前磨牙萌出后行窝沟封闭，以利于保护这些牙齿的殆面。先天缺牙患儿的乳牙如果需要保留更长时间，也应行窝沟封闭。

（二）早期混合牙列期的治疗

1. 修复治疗

（1）初始阶段：初始阶段包括一些基本治疗。如果可能，任何龋齿都应充填以建立有功能的牙列。为使患者尽可能长久地保留乳牙，牙髓切除术和不锈钢预成全冠可发挥较大作用（图3-2-11）。

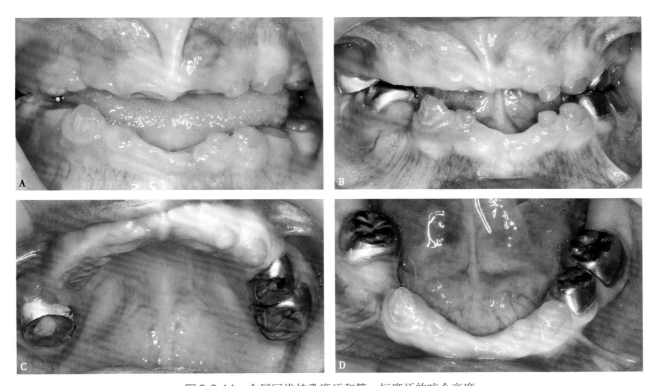

图3-2-11　金属冠维持乳磨牙和第一恒磨牙的咬合高度

A. 乳牙列口内像，可见重度磨耗　B. 乳磨牙和第一恒磨牙戴用金属冠以维持咬合高度　C. 上颌戴冠后的殆面像　D. 下颌戴冠后的殆面像

患者越小可能越难进行口腔治疗。儿童治疗时清醒镇痛镇静的优势已有报道，尤其适用于最开始的几次复杂或不适的治疗中，它有助于对治疗产生积极的生理反应。也可以考虑在全麻下进行治疗，尤其是在有多颗龋齿需要同期口腔治疗时。

（2）乳牙或过小牙的早期改形：上下颌切牙萌出之后，患者的主诉之一是牙齿的大小和形状异常。通过使用复合树脂来增大或改形牙齿，不仅能改善外观，也能提高患者的自信心。这种方法减小了对牙齿结构的破坏。即使只是暂时的，也能掩饰缺陷，直到可以开始更多的干预治疗，尤其是正畸和修复治疗。严重缺牙的患儿可能只有几个过小乳切牙而没有继承恒牙，这些牙齿需要改形以恢复美观和功能。

（3）全冠和嵌体：全冠和嵌体可以修复后牙的咬合以改变咬合垂直距离，并可为前牙的修复创造出合适的间隙。如果息止殆间隙较大，需要将其降低以改善整体外观，可以通过乳牙或第一恒磨牙上的不锈钢冠或者粘接高嵌体实现。这些修复体也可以修复龋洞或者牙釉质缺损。

明确没有继承恒牙的低殆乳磨牙，可将其进行修复以刺激牙周韧带的维持和再生。同时也可以降低邻牙尤其是第一恒磨牙倾斜。全冠或嵌体可以使用多种材料制作，比如复合树脂（技工室制作或椅旁制作）和不锈钢预成冠（图 3-2-11）。

（4）可摘局部义齿：在混合牙列早期，如果需要升高后牙来使前牙获得足够的修复空间，则可考虑制作可摘局部义齿。这种修复体有以下优点：制作相对容易，花费较低，适应性和可逆性较好，从患者角度来看制作过程的接受度高。其缺点是体积较大，由于患者的牙齿外形缺乏倒凹，导致义齿固位受限，造成稳定性欠佳，所以有必要使用 A 形卡环，并且可以使用复合树脂先进行牙齿的改形以增强卡环固位。也可以使用一种新型弹性义齿材料来制作，该材料有一定弹性，可以进入组织倒凹来增加固位，且美观（见图 3-1-1，图 3-2-2～图 3-2-6）。但要注意，如果口腔卫生维护不佳，基牙患龋病和牙周病的可能性会增加，尤其对唾液流量减少的患者更需注意这个问题，需要教会患者正确维护口腔卫生的方法。

总体来说，缺牙不太多的患者，在混合牙列早期很少使用局部义齿，这是因为正畸治疗需在牙列完全发育之后进行，而修复阶段通常在正畸结束后开始。但患者有严重的先天缺牙需要使用覆盖义齿或全口义齿则应给予尽早修复。

（5）覆盖义齿：对于严重缺牙患者，可提供覆盖义齿，包括覆盖没有继承恒牙的乳牙，并且利用萌出的恒牙提供进一步的固位。这种方法可以恢复功能和咬合垂直距离（图 3-2-12），比传统全口义齿固位好，并且利于保存牙槽骨。在制作覆盖义齿时，使用乳牙人工牙很重要，这样才能使得外观合适。人工牙的选择需依据患者的年龄，且与本该萌出的牙齿相匹配。必须定期复查，因为乳牙可能会脱落或松动，因此需要对义齿进行调整。

（6）全口义齿：对于先天无牙的患儿，如果要求恢复美观和功能，那么全口义齿是唯一的解决方法。家长通常都热切期望很早就为孩子提供义齿。可使患儿在说话、咀嚼、吞咽、面部支撑和增强自尊方面改善。所以这个时期的患儿很多是在年幼时配戴全口义齿，随着生长发育，不断更换义齿。但是，必须注意那些不愿意接受治疗的患儿。他们会因为很多年来适应了没有修复体的状态而对义齿适应较差。一个折中方案是每次提供一个义齿，两次之间间隔几个月，这样能使患儿在接受对颌修复体前先适应单个的修复体（通常是上颌），这种方式常使患者能更好的耐受。全口义齿能提供可接受的美观和功能效果，但是由于牙槽骨发育不足，可能会有义齿的固位性和稳定性欠佳的问题。

2. 正畸治疗　费用较高的正畸治疗通常不在乳牙列或早期混合牙列时期开始。儿童口腔科可以进行一些比较简单的干预（详见第五章）。如果考虑做早期正畸，应尽可能在短时间内完成，以免降低患者在今后明确的正畸治疗中的动力和依从性。

活动矫治器通常在技术上比固定矫治器简单，但治疗效果也更加有限。一些情况下，简单的早期治疗可以考虑使用，如一颗上颌切牙与下颌切牙呈反殆，存在错殆导致的咬合偏移和／或对下颌切牙的咬合创伤，这时行早期治疗很重要。

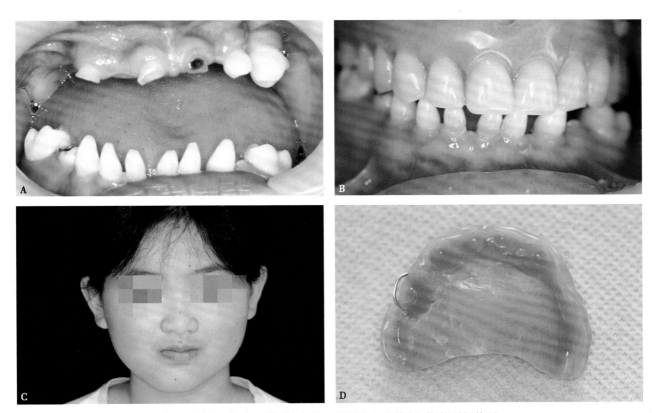

图 3-2-12　先天多颗牙缺失用上颌覆盖义齿修复，恢复面部外形

A. 修复前口内像，可见上颌多颗牙缺失　B. 上颌戴覆盖义齿口内正面像　C. 患者戴义齿后正面像　D. 覆盖义齿组织面

固定矫治器能使操作者更加精确地移动牙齿的位置和角度，可用来矫治简单的畸形，比如中线处的间隙或将可能导致𬌗干扰的扭转牙。全牙弓矫治器通常同时用在双颌牙弓上，这种治疗常在恒牙列全部萌出后才开始。将正畸治疗尽量推迟到恒牙列萌出后再开始，治疗可在单个时期内完成。如果进行几次正畸治疗，常常延长了整体治疗时间，还可能导致患者的动力和合作性变差。

3. 外科治疗

（1）乳牙的拔除：拔除可能是严重龋损的乳牙唯一的治疗方法。乳牙还可能会出现与恒牙异位发育有关的牙根吸收。在一些病例中，异位的第一恒磨牙，尤其是上颌第一恒磨牙，可能会导致第二乳磨牙的远中根吸收，引起不适，最终出现松动。异位的上颌尖牙，尤其是侧切牙缺失时，会在正常位置的近中萌出影响乳侧切牙的牙根。这种情况下，乳牙的拔除会对恒牙的萌出有利，并可以减少后期的正畸牙齿移动。

已经低𬌗且发生骨粘连的乳牙会引发口腔问题，因为它们可能引起食物嵌塞从而增加患龋风险，或者引起邻牙倾斜从而导致口腔卫生状况欠佳和可能的牙龈疾病。如果低𬌗是进展性的且牙齿失去了咬合接触，通常建议在情况变得更加困难之前将其拔除，以免发展到骨粘连时，可能需要通过手术方法才能将其拔除。

（2）恒牙的拔除：严重龋损或矿化不全的恒牙虽然经过了较大范围的修复治疗，可能长期预后仍然较差。在这种病例中应与治疗团队协商决定，因为这意味着恒牙数量会进一步减少。拔除时应尽可能小心，保留最大量的支持组织。

小牙畸形的恒牙可能其形态不利于以功能或美观方式修复。如果它们的早期缺失利于治疗设计的全面进行，就可以将其拔除。

先天缺牙患者的双颌牙弓都可能发现异位萌出牙齿或迟萌牙齿。应对这些牙齿进行评估，考虑的因素有年龄、发育的整体阶段、牙根成熟度、牙齿角度和与任何已经萌出牙齿的位置关系（尤其是与牙根吸收有关者）。为了促进牙齿的萌出，有必要将其外科暴露，在牙齿表面粘接装置，使用正畸牵引以使其按照正确的方向萌出。

（3）软组织手术：在年轻患者，常见的早期治疗之一是上颌中线处间隙的关闭。间隙常常与增厚的系带及其附着位置有关，系带可延伸到两颗中切牙之间甚至其腭侧黏膜，可妨碍间隙的完全关闭，也会促使正畸治疗结束后畸形的易复发。系带切除术的时机是一个需要讨论的问题。在正畸治疗之前去除系带的外科入路较容易，尤其是有必要将切口延伸到腭侧时。但另一方面，有人认为如果在正畸之前进行手术，任何瘢痕组织都会妨碍间隙的完全闭合。因此每一个病例最好都能通过与正畸医师讨论，并进行个性化处理。

4. 年轻患者的种植　对于正常个体来说种植的选择一般是 18 岁以后，此时颌骨发育基本结束。由于种植体和颌骨是一种固连状态，其不会随牙槽骨和牙的生长而生长，所以早期种植的种植体在颌骨发育后会低于𬌗平面，使得再修复时出现困难。图 3-2-13 显示一位就诊时 20 岁的患者，曾于 15 岁时在外院种植，上部结构位置不适于重新修复。

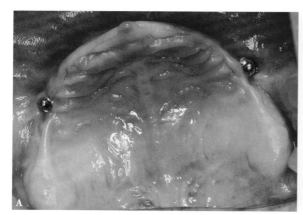 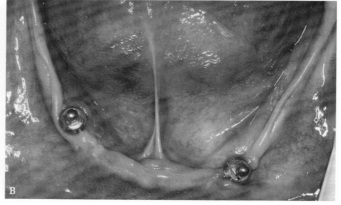

图 3-2-13　20 岁患者口内像（6 年前曾进行种植）
A. 上颌𬌗面像，可见上颌植体上部结构位置明显低于𬌗平面　B. 下颌植体上部结构位置的变化

但是对于无牙颌和多数牙先天缺失的患儿，由于其牙缺失，牙槽突低平，义齿固位效果不佳，2～4 枚种植体支持的覆盖义齿可以很好地提高义齿的固位与稳定，同时提高舒适度和咀嚼效率，而且通过义齿的定期调改和重新制作，可以使𬌗关系保持稳定。所以有些学者提出在青春期之前完成种植修复。颅面的发育生长相对慢速期为 7 个月～4 岁、7～11 岁、19 岁之后。因此 7～11 岁或 19 岁后完成种植较适宜，可使手术对颅面骨发育的影响降到最小。若为少数牙缺失，缺牙间隙不大时，可以考虑成年后种植。

青春期之前先天缺牙患者种植修复需注意的问题：

（1）种植体的位置选择：成年后行种植治疗的患者与常规种植相同，但是对于青春期之前的患儿，由于其颌骨处在生长发育期，先天缺牙患儿的种植位点选择显得非常关键。研究显示，上颌生长发育使骨缝连接处成骨生长，同时伴有腭侧吸收颊侧增生的三维增长。垂直方向为牙槽突生长并伴硬腭改建而下降，Björk 等观察一组正常个体 4～20 岁的生长发育过程，发现男孩鼻底下降 4.6mm。水平方向是伴随腭中缝成骨增宽，所以儿童时期过中线两侧种植体进行固定修复的修复方式是禁忌的。前后方向主要是上颌后部成骨变长。作者认为上颌前部种植体会随上颌骨和谐地向前移动而不影响生长发育。所以研究显示在儿童上颌前部的种植体不过中线的修复是可行的，但是要注意鼻底的下降会导致种植体根尖在鼻底的暴露。

下颌生长是以髁突为发育中心，伴随舌侧吸收颊侧增生、升支前缘吸收后缘增生的三维增长。下颌生长同时伴有旋转向下的生长，使得儿童期植入的种植体在下颌骨发育完成后会有角度的变化。Björk 和 Skieller 对一组正常个体的研究显示下颌骨在青春期，6 年平均有 6°的角度变化。这个似乎是下颌早期种植的一个限制，但是很少有文献提及报道种植体角度的变化。下颌牙槽突高度的生长是在儿童早期天然牙的生理性刺激下发生的，儿童晚期牙槽突高度的变化是很小的，天然牙其高度生长在一定程度上补偿了下颌的旋转。但种植体缺少对牙槽突的生长刺激。如果是多数牙缺失，种植体周围没有邻牙，在下颌前部的种植体有角度变化似乎也没有不良的影响，同时上颌垂直向的生长会有一定的补偿，仍是适合种植修复的。同时临床报道下颌前部种植有较高的成功率（91%）和舒适度，其位置是最理想的。下颌前后方向的生长主要在后部，伴随下颌升支的前侧骨吸收、后侧骨增生使得长度增加，不影响前部的种植体。下颌种植覆盖义齿运用于下颌牙槽嵴低平的患儿能够得到满意的效果。

（2）植骨术后骨的吸收：大量的唇腭裂牙槽突植骨病例显示了儿童牙槽突植骨的可行性，同时也有研究显示儿童牙槽突髂骨植骨后第 1 年骨三维吸收可达到 30%～41.8%，但是有研究显示种植体植入后对植入骨具有减少吸收的作用，结果得出 6 年内高度降低 0.28mm。认为是种植体的功能刺激对牙槽骨的高度保存有作用。但是此研究是在植骨后 4～6 个月，骨吸收快速期已经结束时进行的。不过此研究也同样说明了种植体在垂直方向上对移植骨的维持是有利的。

（3）做好患者和家长口腔卫生保健的宣传：先天缺牙患者特别是伴有综合征型的患者，大多在儿童时期就已确诊。初始口腔治疗时，儿童一般自理能力较差，且伴有余留牙发育畸形、口腔干燥等特点，做好口腔护理显得很重要，既能保护好余留牙，同时又能避免种植体的失败。

（4）重视患者的心理状态和营养状况：患儿对身体异常的了解多从儿童后期（9 岁）开始，此时的儿童开始注重自己的形象，必要的口腔修复、改善面容对其心理的发育是有利的。且此时即将进入青春期，需要大量的营养维持身体的生长发育，种植修复能很好的解决咀嚼效率和舒适度，其优点比传统的义齿修复更为突出，以便满足患儿社交需求和身体生长的需求。

（三）混合牙列晚期和恒牙列早期时的治疗

混合牙列晚期和恒牙列早期阶段是恒牙列开始建立的时期。在牙齿变化的同时也发生着明显的全身变化，比如进入青春期、快速的面部生长和心理发育。这个时期先天缺牙的后果开始被患者及其家长重视。因此他们开始对切牙间间隙或过小畸形牙的存在产生担忧，患者也可能因为他们的牙齿外观而在学校缺乏自信。

在混合牙列晚期和恒牙列早期阶段常可以考虑正畸治疗。一旦大部分恒牙萌出，则可使用固定矫治器。缺牙的严重程度不同，正畸医师和修复医师在提供治疗方面的各自作用也会有所不同。一种情况是只有几颗牙齿缺失，则可选择通过正畸关闭间隙，并且这可能是唯一需要的操作；另一种情况是牙列中缺失大量恒牙，则主要的治疗方法是修复治疗，正畸只提供较小的帮助。

最晚脱落的乳牙通常是第二乳磨牙，它们在 11～12 岁时被第二前磨牙替代。在先天缺牙患者，牙齿发育常常有整体推迟，平均为 1.5 年。缺牙的严重程度增加，推迟的程度也会增加。Ruiz-Mealin 等人指出每出现一颗牙齿发育性缺失，牙齿发育推迟的时间平均增加 0.13 年，但这种推迟并不是发生在所有患者中。

患者牙齿发育的迟缓也意味着推迟了综合治疗的时间。在上颌尖牙萌出并且确定其能否为侧切牙提供合理的修复之前，不可能评估上颌侧切牙缺失产生的间隙是开放还是关闭。在第一磨牙近中的所有恒牙萌出之前就开始用固定矫治器治疗是不明智的，因为理想的情况是，需要移动的所有牙齿在同一个时期内同步戴上矫治器。

一旦到了混合牙列晚期或恒牙列早期阶段，患者的病情需要由多学科治疗团队进行综合评估。这个阶段的治疗常常包括正畸医师、修复医师和儿科医师的共同参与。一般来说，严重先天缺牙的患者需要更多的修复治疗，而轻症有时只需要正畸处理。先天缺牙的患者也可能合并了错𬌗畸形的一般特点，将此点也纳入整体的治疗设计是非常重要的。

1. 正畸治疗　在此阶段进行正畸治疗有很多优点，包括：患者和家属通常开始对牙齿外观比较关心；这个年龄段的患者对固定矫治器比较容易接受，因为他们的同龄人也常常在接受这种治疗；这个阶段的快速面部生长可以使覆𬌗减小和间隙关闭的更加容易，因为牙列处于被动萌出的持续状态。

（1）对先天缺牙患者正畸治疗的作用：为缺失牙的修复提供理想空间。缺牙患者间隙的分布常常是不对称的，而且对于修复体的放置可能并不理想。除了能改善美观效果，理想的间隙可以允许使用尺寸正确的、生物机械学上更加合理的修复体。

间隙的理想化不仅在相邻牙的牙冠之间比较重要，在牙根之间也很重要。正确的牙根位置可使种植体的放置更加容易；即使是牙支持式的固定桥也可由此获益，因为角度正确的基牙可对功能性负荷提供更好的抵抗力。

过小牙（比如锥状的侧切牙），尤其是在美观区域时，需要进行修复改形以获得理想的平衡和对称。对这种牙齿进行位置矫正（近远中、前后向和垂直向）可利于放置有良好穿龈外形的美学修复体。

磨牙可能过度倾斜，尤其是在邻近的乳磨牙严重低𬌗时。将这些牙齿直立可使它们成为良好的桥基牙。

深覆𬌗的切牙可对前牙修复体产生不利的外力，也可产生创伤𬌗，需要通过正畸纠正，固定和活动正畸矫治器都对深覆𬌗的矫正有帮助（图 3-2-14）。

存在缺牙或严重磨损的乳牙时，其对颌的牙齿常会过长。这些过长的牙齿会使修复缺失牙时所需的垂直间隙不足，在这种病例中，正畸压低有利于修复治疗的进行。

（2）正畸治疗中的问题：由于多种原因，先天缺牙患者的正畸治疗会比较困难。原因如下：

1）深覆𬌗：先天缺牙患者可能有深覆𬌗，尤其是下颌切牙缺失时（使得对𬌗切牙下垂）（图 3-2-14）。这种深覆𬌗治疗起来比较有挑战性，尤其是在严重先天缺牙患者，因为前磨牙和第二磨牙可能缺失，因此依靠传统正畸治疗技术不易成功控制覆𬌗。但是，有几种方法可用来减小生长发育中患者的深覆𬌗：压低切牙；牵出磨牙；唇倾切牙。

有时，覆𬌗的减轻比较困难，应当在早期阶段就考虑使用带有前牙咬合导板的上颌活动矫治器，以刺激下颌磨牙的萌出。或者可以对下颌切牙施加下压的力，或使用种植支抗。当合并了Ⅱ类错𬌗畸形时，使用功能矫治器也是减小深覆𬌗的有效方法。

如果所有方法都失败了，可以考虑正颌手术来达到完全矫正，但需要进行仔细的风险 - 收益分析，而且外科矫正只能在生长发育大部分完成时进行。

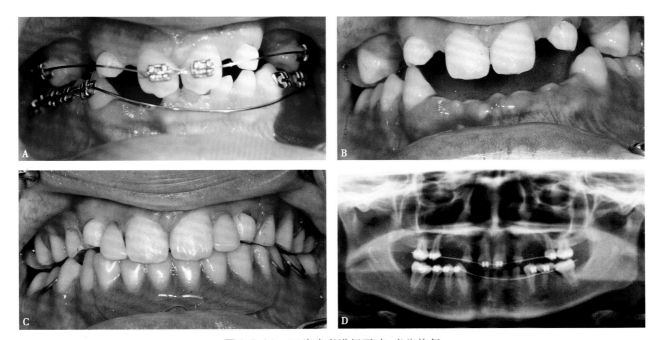

图 3-2-14　15 岁患者进行正畸、义齿修复

A. 正畸初始时口内像,可见前牙深覆殆　B. 正畸结束后口内像,可见殆曲线明显改善　C. 正畸后戴入可摘义齿口内像
D. 全口牙位曲面体层片可见缺牙情况

　　2）支抗处理:增强支抗有多种方法,这取决于需要在上颌牙弓还是下颌牙弓、前牙区还是后牙区完成,以及需要增强的程度。

　　在处理先天缺牙时,种植支抗比较有帮助。无牙位点可为放置这些装置提供合适的位置而不会存在对邻牙牙根产生损坏的风险。

　　3）在形态异常的牙齿上粘接托槽:传统的正畸托槽是批量生产的,因此粘接到牙齿唇面的托槽底面与一般外形和平均大小的牙齿形态相符合。当先天缺牙合并了过小牙时,托槽底面不能和牙齿表面精确地匹配,会导致包括托槽槽沟内力的传递不正确以及粘接失败等问题。这在正畸治疗过程中比较麻烦,因为延长了治疗时间,而且需要患者额外增加复诊次数。如果粘接失败是一个反复发生的问题,可以考虑使用预先焊接了托槽的正畸带环,或者使用复合树脂对牙齿唇面改形以形成近似正常的解剖外形,从而与托槽底面更加适合。

　　4）扭转的牙齿:在先天缺牙患者中牙齿的扭转更加常见。先天缺牙患者中偶尔可遇到前磨牙的严重扭转,这种扭转的矫正对于正畸医师来说是有挑战性的。由于扭转,在治疗开始时正畸托槽常常不能放置到理想的唇面位置,在牙齿位置完全矫正之前不得不多次改变托槽位置,这会大量增加治疗的最初排齐阶段所需的时间。

　　第二个遇到的问题是,一旦去除正畸矫治器,矫正的牙齿非常容易复发。这是因为越隔纤维需要大量的时间才能改建到矫正的牙齿位置。扭转牙齿的拉伸弹性纤维内储存的潜在能量为复发提供了驱动力。如果正畸能使扭转的前磨牙矫正后获得良好的牙尖接触关系,将有助于保持矫正后的牙齿位置。

　　5）长的无牙跨度,萎缩的牙槽嵴:长跨度的无保护弓丝对患者来说不太舒适,可能引起唇或颊部黏膜创伤。因此可以使用金属或塑料套管覆盖这段弓丝以降低这种风险。无牙区如果有牙槽骨萎缩也很棘手,牙槽骨的缺乏会限制牙齿向该区域的移动,导致缺牙处的间隙关闭比较困难。

前部的无牙区常对牙齿美观有不利影响。正畸治疗过程中,可粘接颜色匹配的树脂牙片以改善美观。

6)乳牙的去留:对于先天缺牙患者保留健康的乳牙有许多优点。这些牙齿常常可以存留许多年,有助于维持该区域的美观和功能。保留乳牙的另一个优点是,它们的存在可以维持该位点的牙槽骨,这对于未来的修复治疗很关键。

虽然保留乳牙有其优点,但也会引起一些问题,尤其是在正畸治疗中。如果乳牙妨碍了恒牙的正确就位,以及牙齿尺寸不协调导致难以达到理想的咬合,就可以将其拔除。

7)牙根平行:牙根平行很重要,当要考虑种植支持的修复体时尤其关键。达到正确的牙根平行在以往的正畸治疗中没那么重要(因为以往种植修复还没有普及),因此容易被忽视。故在去除固定矫治器之前需请修复医师再次检查患者,以确定是否需要对牙根位置进行调整。应使用平行投照技术拍摄根尖片,方向与要保留的无牙间隙垂直,以确定牙根位置和间隔(图3-2-15)。

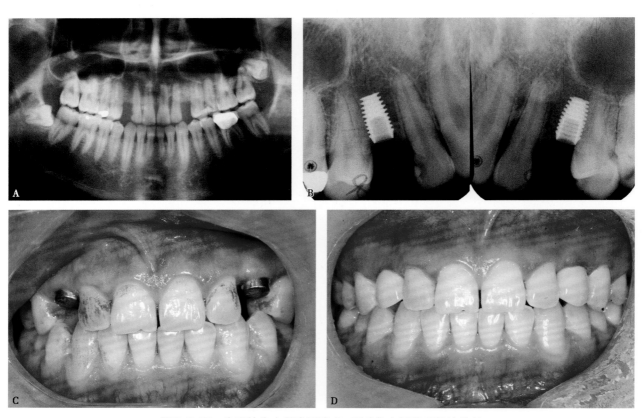

图 3-2-15   先天缺失上颌尖牙患者,正畸集中间隙后种植修复
A. 患者全口牙位曲面体层片可见正畸控根效果好   B. 种植后根尖片   C. 种植后口内像   D. 种植修复后口内像

8)过小牙和牙弓协调:过小牙的存在,尤其是牙齿的颊舌径受到影响时,会使牙弓间的协调变的复杂。因为固定矫治器会将牙齿的唇面排齐,而过小牙的腭面可能会和下颌牙形成锁𬌗关系。咬合终止的丧失意味着对颌牙齿可能过萌、导致咬合干扰,并且减小了对颌牙弓修复时的垂直间隙。可以考虑重建外形以矫正过小牙。

9）迟萌牙齿：牙齿发育的时间差异较大，先天缺牙者的牙齿发育是延迟的。与其他牙齿相比，通常第二前磨牙的发育可能延迟。如果确定会发生迟萌，那么等待相关牙齿萌出之后再进行正畸治疗是不现实的，建议先开始正畸治疗并留出迟萌牙齿萌出的间隙。有时正畸治疗后用不了几年牙齿就能萌出，所以长期的间隙保持很重要。

10）保持：保持是正畸治疗后的必须阶段，用来保持治疗达到的矫正状态。许多因素与正畸复发有关，包括牙齿要移动到原来位置的天然倾向（生理复发）、下颌发育延迟导致下颌切牙拥挤和咬合改变以及牙齿被矫正到不稳定位置等。因此，在完整的修复前，一定要注意保持。

关于正畸治疗的具体考虑，参见第四章。

2. 修复治疗　常规的修复设计原则适用于每位患者。直接堆塑树脂来改变牙齿外形通常可以很快在口内完成。对于更大的改变，需要借助诊断蜡型的成形导板的帮助。在更复杂的病例中，可以考虑在开始明确的治疗之前使用一段时间的暂时修复体。

（1）牙齿改形：过小牙的复合树脂改形可在正畸治疗之前、之中或之后进行，用于协助间隙保持。复合树脂技术的进展使得这种治疗可在更多的临床情况下使用。它的微创性对于发病年龄相对较小的先天缺牙患者更具有吸引力。在生长发育阶段复合树脂尤其有用，因为牙龈边缘尚不稳定，树脂可以做调整。瓷贴面或粘接的牙冠可提供更好的美观效果，但是只有在面部生长结束、牙龈边缘位置稳定之后才可考虑。应使患者及其家长意识到终身维护的需要和所有充填治疗均有需要替换的可能。

通常在以下情况下施行牙齿改形：

1）尖牙模仿侧切牙：如果尖牙很大，饱和度较强或较深将会很难通过改形或修整使其类似侧切牙。同样的，牙龈外形可能也不会和侧切牙相像，尤其是牙齿的近远中径较宽时。这样的牙齿能否改形满意只有当它已经萌出后才能确定。将尖牙的位置移到中切牙旁边有时可使正畸容易，避免正畸治疗的时间延长。

2）关闭中切牙间间隙：患者常常会对上颌中线处的间隙表示担忧。如果上颌切牙的大小在可接受的范围内，最好通过正畸关闭间隙。确定上颌中线处的系带是否参与了间隙的形成很重要，如果是，则有必要进行系带修整术以提高正畸间隙关闭的稳定性。

如果通过正畸关闭间隙并不是合适的，比如牙齿过小或尺寸异常、或者患者不愿意进行正畸矫治器治疗，可选择使用复合树脂进行改形。

3）改变过小牙：过小牙可能是局限性的或者广泛性的，在先天缺牙患者，上颌侧切牙常常受累。如果一颗牙是过小牙，它可能是锥形或者形态正常但尺寸减小。可以使用传统修复体或者粘接修复体（图3-2-16）。使用粘接修复体，因其需要的牙齿预备量更小而更有优势。然而，当临床冠很小时这种修复体的使用寿命会变短。如果过小牙是多颗牙，可能更应考虑使用局部或全口覆盖义齿治疗。

4）低殆牙：在先天缺牙患者中常可发现低殆乳磨牙。患者很少会抱怨这些牙齿的外观不佳或者功能问题。如果患者的菌斑控制水平较高，可考虑修复这些牙齿。可直接树脂充填或使用技工室制作的间接树脂高嵌体，以便提供最好的美观性。金合金高嵌体美观性较差，但长期有效性更佳。

（2）修复缺失牙：正畸结束时，患者通常会很热切地希望修复缺失牙齿以改善美观和功能。对这些牙齿的修复需要以维持口腔健康为基础，当然修复缺牙对于预防正畸复发也有帮助。牙齿修复设计应遵循标准的修复和正畸准则，可选择的方案有：接受间隙不修复、使用可摘局部义齿、使用粘接桥、使用传统的固定桥、使用种植支持的牙冠、自体牙移植。

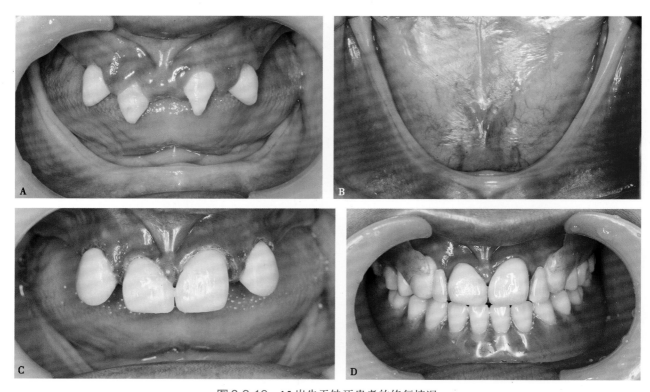

图 3-2-16　15 岁先天缺牙患者的修复情况

A. 上颌口内正面像,可见两侧 4 颗锥形前牙　B. 下颌𬌗向观,牙槽嵴重度吸收　C. 先用聚合瓷冠修复上颌前牙,改变外形　D. 义齿戴入后口内正面像

1)可摘义齿:可摘义齿相对简单,且能较快提供给患者,对于年轻患者常能很好的耐受(图 3-2-17)。局部义齿的使用比较普遍,而全口义齿使用较少,因为先天全口无牙并不常见。当存在多颗牙缺失或者咬合异常和一些乳牙的滞留时常需要使用局部或全口覆盖义齿。局部义齿应遵循标准的设计原则。由于余留牙往往存在形态异常、倒凹小等问题,故常规义齿修复可能会出现固位欠佳,而用新型弹性义齿材料,不仅义齿轻,且其弹性也可增加固位(图 3-2-18)。

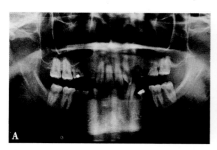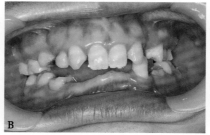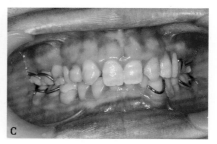

图 3-2-17　17 岁患者正畸治疗后,行可摘义齿修复

A. 患者全口牙位曲面体层片可见多颗牙缺失　B. 正畸治疗后口内像　C. 行𬌗垫式可摘义齿修复后口内像

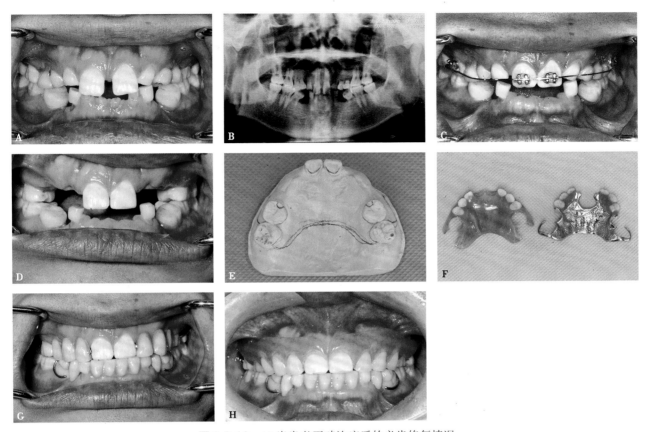

图 3-2-18　17 岁患者正畸治疗后的义齿修复情况

A. 患者口内正面像,可见前牙间隙　B. 全口牙位曲面体层片可见缺牙处无恒牙胚　C. 正畸过程中口内正面像　D. 正畸结束后口内正面像,可见前牙间隙关闭,覆殆减小　E. 上颌模型照片,可见余留牙齿倒凹很小　F. 两种形式的上颌义齿　G. 配戴铸造支架义齿修复后正面像　H. 配戴弹性义齿修复后正面像

2) 覆盖义齿:对于只有几颗牙齿萌出的患者,覆盖义齿可能是较好的治疗选择。覆盖义齿可为息止殆间隙增大的患者改变咬合垂直距离(OVD),而且可提供额外的唇部支持。人工牙可帮助提高稳定性,保留的牙根也利于牙槽骨的保持。但是如果保留了牙根则需要患者有良好的饮食习惯和菌斑控制能力。患者必须在睡觉时摘下义齿,否则基牙发生龋损的风险很高。

覆盖义齿可为局部的或全口的,在治疗设计过程中,尤其是试戴蜡型阶段可形成覆盖义齿的准确设计。设计时要考虑的主要因素是:①要修复的缺失软硬组织;②要提供的额外唇部支持;③在 OVD 上要做出的改变;④要创造的咬合平面;⑤需要修复矫正的面下 1/3 距离过小的外貌;⑥咬合的稳定性。

考虑到面部骨骼的预期生长,应使用尽可能简单的设计。使用丙烯酸树脂基托的义齿通常最合适,因为容易修理,最常见的是组织面调整或重衬。如果患者能够单颌使用单个义齿成功修复,这会比双颌的义齿更好耐受。使用这些进行相对简单的操作常常可获得外观和功能上相当显著的改善。如果有好的口腔卫生维护,就可以有满意的长期效果。

图 3-2-12 展示了在一名严重先天缺牙患者中使用局部覆盖义齿对上颌殆平面的恢复。全口覆盖义齿在上颌覆盖所有牙齿,可用来改善垂直距离和切牙关系。它也能提供唇部支持,进一步增强面部美观。

3）粘接桥：树脂粘接桥已经被成功使用。这种技术经过多年的发展有较高的成功率。许多研究表明单端粘接桥设计比双端设计有更高的成功率，因为可以避免由于双端牙齿的移动度不同而造成脱粘接（图3-2-19）。相比金属翼板粘接桥来说，树脂粘接桥可有更好的外观，因为基牙的金属覆盖更少。

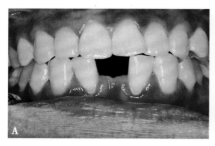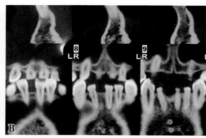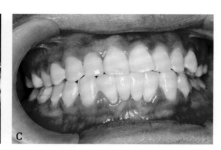

图 3-2-19　患者正畸后行粘接桥修复

A．下颌前牙缺失患者正畸治疗后口内正面像，可见缺牙间隙约为两颗切牙宽度　B．正畸治疗后CT，可见控根效果不理想，不能容纳两枚植体　C．用两颗侧切牙带中切牙的单端粘接桥方式修复后口内正面像

单端桥设计的缺点之一是无法获得正畸稳定性。进行下述操作可使正畸稳定性或多或少得到增强：①桥体充满间隙并提供了紧密的接触点；②桥体提供了宽的接触点或包绕了邻面接触区；③使用夹板或双端支架设计；④活动保持器联合树脂粘接桥的使用。

当然使用夹板或双端固定支架的设计可获得最有效的夹板固定作用。后牙的桥会承受更高的咬合负担。粘接桥支架必须有足够强度并提供对基牙的最大覆盖。这在上颌牙弓可能可以接受，但是在下颌牙弓，为了增强金属粘接桥的固位和稳定性而覆盖了牙齿的咬合面时则会显著影响美观。

如果进行了正畸治疗，则需在3～6个月内避免进行固定桥这种包括牙体预备的修复治疗。因为作为咬合适应的一部分，这期间可能会发生程度较小的牙齿移动。

4）普通固定桥：固定桥的使用，尤其是烤瓷熔附金属材料，应当限制在年龄较大的患者中，因为对于年龄较小患者，牙髓暴露的风险很大，并可导致根尖周病变。已经注意到固定桥在年轻患者中的失败率更高，虽然其存留率比树脂粘接桥高。主要的担忧是固定桥失败时可能导致基牙的丧失。固定桥的存留时间大约为10～15年，对于年轻患者来说，存留时间不够长。但是如果患者的牙齿已经被大面积充填或者牙髓治疗，则固定桥是合适的。

5）种植：只有当骨骼生长的大部分已经完成后才能进行种植，因为更早进行会导致低殆，显著影响美观并在邻牙周围导致角形骨缺损。虽然生长研究表明面部的生长会持续到成年阶段，但最近的研究表明20岁之后生长发育在临床上并不显著。确定面部生长的进展是否达到最小的唯一精确的方法是，在相距6～12个月的两个时间段记录两个连续的头颅侧位片。将它们在颅底结构上重叠，测量下颌轮廓的垂直差异。如果差异很小，则可认为面部生长的大部分已经完成，可以安全地放置种植体。

树脂粘接桥的平均成功时间是7～8年，许多患者能维持满意的外观和功能直到他们30～40岁，之后有必要详细讨论种植的治疗方案。在生长发育中的患者，种植对于维持种植支持的覆盖义齿非常有帮助，但是有可能在种植体周围都会发生一些牙槽骨的丧失。当然这对中年或老年患者的种植治疗是可接受的，但是对于年轻患者来说这种并发症影响较大。

6）牙齿的自体移植：自体移植是将同一个人的牙齿通过外科方法改变位置。这种形式的牙齿替换在一些治疗中心已经是比较流行的方法。在先天缺牙患者，当第二前磨牙发育性缺失时，可将上颌第三磨牙移植到第二前磨牙的位置，或者在拥挤的牙弓中拔除一颗前磨牙将其移植到有间隙且前磨牙缺失的对颌牙弓中。

Andreasen JO 等研究表明，自体移植的长期成功率可超过 90%。移植牙的一个主要的优点是，当给发育中的患儿应用时，成功的移植牙会持续萌出以补偿垂直向的面部骨骼生长（种植体不具有这一特点）。这种萌出尤其有利，因为它能帮助牙槽嵴高度的发育，如果未来移植失败，这还有助于种植治疗。

自体移植是一种技术极其敏感的操作。移植时需要遵守的一些原则，包括：①在外科拔除和移植的过程中，应使用严格的外科操作并确保牙根形态利于拔除，以使对牙周韧带和牙骨质的损伤达到最小。对牙根表面的损伤极可能会导致固连和随后的替代性吸收。②为获得牙髓再血管化，牙根长度应达到发育完成时的 2/3，且根尖孔开放（根尖孔开放的移植体可能可以再血管化而不需要根管治疗）。③在受体位点应当有足够的骨量。④如果移植的牙齿根尖孔关闭，则需要在合适的时间进行根管治疗。⑤患者应积极配合。

先天缺牙患者的无牙区牙槽骨常常很薄或发育不良。这使得自体移植比较困难，而且对于发育中的患者很难在术前确定能否通过骨移植或骨增量来提供自体移植的可能。

总之，混合牙列晚期和恒牙列早期阶段先天缺牙的处理对于患者的长期处理来说是很关键的。这个阶段做出的决定会有长期的影响，所以有必要在多学科背景下进行细致的治疗设计。治疗常常需要正畸和修复这两个学科联合。正畸治疗的大致目标是重新分布或者关闭间隙，同时矫正可能存在的错𬌗畸形。对于修复医师来说，在拆除患者的正畸矫治器之前，通过检查患者以确定修复治疗的目标是否可以满意完成是很重要的。

修复治疗的目标是尽可能使用固定修复体来修复外观和功能。这对患者青少年时期的发育很重要。这个阶段提供的任何治疗都不应当对生长发育有不良影响。

三、成人期的牙列重建

成人期的牙列重建最好是与牙齿发育阶段的治疗无缝衔接，这样可以为这些患者提供一个适合的治疗途径，并且避免了治疗中不必要的延迟。

下面介绍两例患者的长期随访过程，说明治疗在不同年龄阶段的无缝衔接。一例典型无汗/少汗性外胚层发育不良（HED）患者，初次就诊 5.5 岁，末次随访 19 岁，历经 4 次义齿修复及更换，随访时间为 13.5 年。口内仅有乳中切牙，恒牙仅中切牙有发育和萌出，均为锥形牙，其余乳牙、恒牙均为牙胚缺失，牙槽嵴发育不良。修复方式为全口覆盖义齿（覆盖畸形上中切牙），修复时间分别为 5.5 岁、10 岁、13 岁和 17 岁，随患者生长发育更换义齿，最大程度而且无创地恢复了患者的口腔功能和面容美观，患者身体发育基本正常，无同类型患者常出现的身材矮小的问题，成年后身高高于平均水平（图 3-2-20）。

另一例是临床表现为非综合征先天缺牙的患者。患者初次就诊年龄为 2 岁 9 个月，因父母发现乳牙未完全萌出而进行口腔检查。全口牙位曲面体层片进一步发现大多数恒牙牙胚先天缺失。由于患儿年龄过小不能配合，在复诊随访中于 5 岁 6 个月时，第一次进行了上下颌的可摘局部义齿修复缺失牙，非常有效地改善了咀嚼功能和营养状况。患者依从性良好，每半年复查，之后的随访中，不同发展阶段的模型和全口牙位曲面断层片显示了患者从幼年到青少年牙列及牙槽嵴发育的情况（图 3-2-21）。伴随患者年龄的增长和生长发育，从 5.5 岁到 16.5 岁的 13 年随访中，患者共经历了 8 次更换义齿，在复诊随访中，根据发育情况，必要时调磨义齿以适应新的牙齿萌出，避免影响牙齿发育。

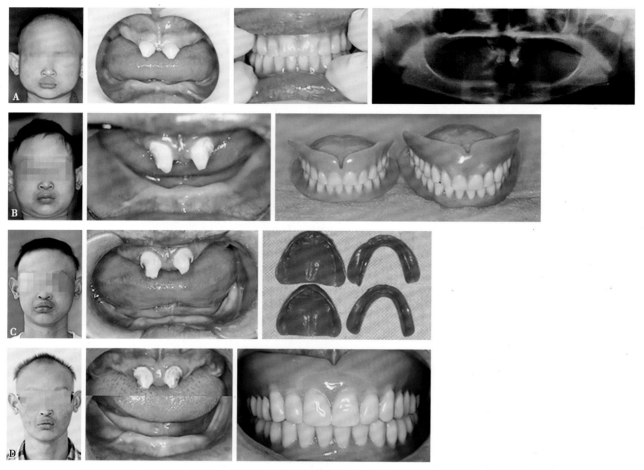

图3-2-20　典型的无汗/少汗性外胚层发育不良患者，从儿童到成年的情况变化及义齿修复

A～D. 分别为患者5.5岁、9岁、13岁和16岁时的照片：全口牙位曲面体层显示仅有上颌乳中切牙（51，61）和上颌中切牙（11，21）牙胚发育并萌出，且均为锥形牙，恒牙还合并牙釉质发育不全。更换义齿和前次义齿的对比（B、C）显示了患者颌骨和牙槽嵴的发育情况

对于严重先天缺牙的患者，有限的恒牙会发育到8～9岁时为止，然而在轻症患者中，牙列于13～15岁时可能还未完全建立。一般牙列的重建应该在明确的或长期的修复治疗要开始的阶段时进行。

影响先天缺牙的患者采用牙列重建治疗的因素可以大致分为系统问题和局部问题。

（一）影响治疗计划的系统问题

1. 明确患者的治疗目的　在治疗一开始就要明确的一个关键因素是患者的动机。对于先天缺牙患者的治疗必须采取多学科治疗方法，要明确患者关心的主要问题及治疗目的。而且治疗目的是会随着时间而改变的。比如，一个患者在正畸治疗后下颌第二前磨牙处空缺，初始的治疗计划可能是用种植体恢复空缺，然而正畸治疗结束后，患者可能对于改善十分满意，而前磨牙处的空缺不再是一个问题，进而选择不修复。尤其是如果在种植前需要骨量增加，而且修复过程很复杂的话，患者的想法就更容易改变。

一旦确定治疗目的，就有必要探讨一下患者对于潜在的治疗程序和结果的期望。先天缺牙的患者在其童年和青少年时期可能已经经历了几年的阻断性或暂时性的治疗。重要的是他们要对任何剩余的治疗保持现实的期望，包括其长期的预后和维护要求。要彻底解释治疗的局限性，以获得患者的知情同意。

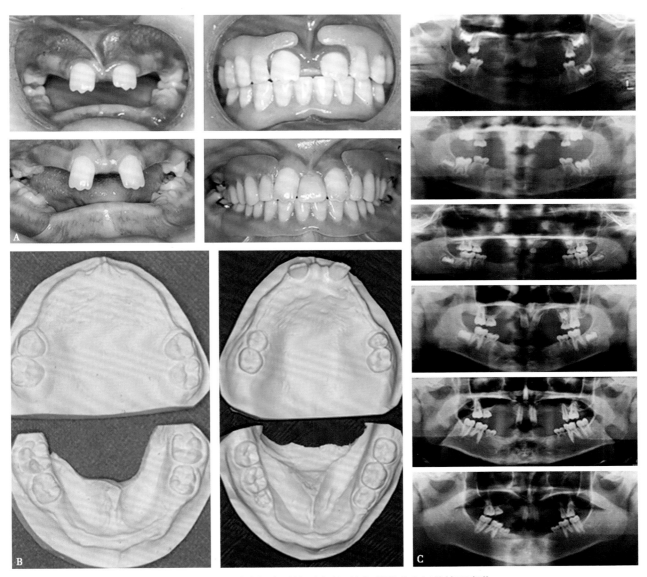

图 3-2-21 非综合征先天缺牙患者，从儿童到青少年的情况变化

A. 患者 8 次义齿修复中的两次情况记录，分别为 7 岁 4 个月和 12 岁 7 个月；患者父母倾向于保守治疗，避免创伤性治疗，同时也因为治疗难度和配合等，中切牙间缝隙未做正畸治疗，就进行了义齿修复　B. 两图分别为患者 5 岁 6 个月（左）和 13 岁 9 个月（右）的模型，显示了明显的牙齿生长发育和牙槽嵴发育（注意双侧的下颌第二乳磨牙因第二恒磨牙的萌出及下颌骨和牙槽嵴的发育而表现为低𬌗）　C. 6 张全口牙位曲面体层片（由上至下）分别记录于患者 2 岁 9 个月、4 岁 4 个月、5 岁 4 个月、6 岁 9 个月、11 岁和 13 岁 9 个月时，显示了其牙齿牙列伴随患儿年龄增长而发育的情况

2．社会问题　当患者已经达到了人工重建牙列阶段并已完成其他的口腔科治疗（如充填治疗或正畸）时，他们往往正在高等教育大学学习或有全职工作。因此，各种社会因素可以显著影响治疗的可接受性，特别是当治疗过程耗时较多时。如果患者参加和接受复杂的种植修复治疗的能力有限，可以先提供更简单的治疗，如可摘义齿或者聚合瓷牙冠作为临时措施，推迟复杂的程序，直到患者可以接受（图3-2-22）。

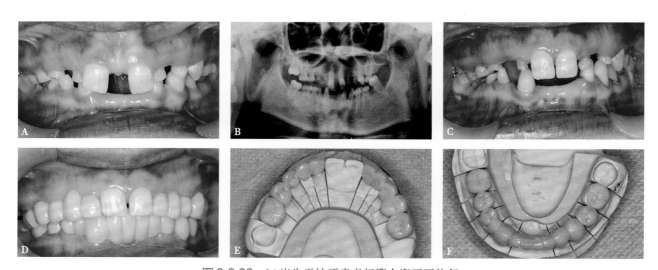

图 3-2-22　24岁先天缺牙患者行聚合瓷牙冠修复
A．患者口内像，可见多颗恒牙缺失，乳牙滞留　B．正畸前患者的全口牙位曲面体层片　C．正畸后口内像，可见牙列情况有改善　D．聚合瓷牙冠咬合重建后情况　E．上颌模型殆面观　F．下颌模型殆面观

3．健康相关问题　尽管大部分先天缺牙的患者病史并无特殊，但有些还是有相关的综合征，有很多相关的健康问题会影响口腔治疗。胶原缺陷会使牙龈组织脆弱，影响治疗。有的综合征的人会伴有免疫缺陷，这会对一些口腔科治疗有特别的影响，比如种植治疗。

（二）影响治疗计划的局部问题

1．口腔保健的维护　所有的患者都需要修复治疗，而牙周的健康是治疗成功的基础。患者必须要保证口腔卫生，在复杂的治疗开始之前，应有一个稳定的牙周状况，且没有活动性口腔科疾病。如果有口腔科疾病，必须先行治疗，之后需要有一段时间来评估患者保持稳定和健康的口腔环境的能力。如果患者不能保持口腔的健康，那么他承担复杂治疗的合适性是值得怀疑的，故治疗计划就需要适当调整。

为了实现一个稳定的、健康的口腔状态，初始治疗包括口腔卫生指导，龈上洁治、龈下刮治，局部应用氟化物，龋齿治疗，牙髓病治疗和预后差的牙齿拔除。然而拔牙之前需要仔细考虑，尤其是如果计划种植治疗，牙齿要在最合适的时间拔除。如果拔牙和种植之间间隔时间长，过度的骨吸收就会导致治疗复杂化。初始治疗之后，需要评估患者口腔状况以确保其在开始进一步治疗之前是稳定的。然而尽管这阶段的口腔情况有所改善，细致的再评估仍应贯穿治疗全程，以避免任何不必要的并发症的出现。比如说，如果患者在正畸矫治过程中口腔卫生和饮食控制不好，那么在拆除矫治器后就会出现牙釉质脱矿。

2．组织对于当前治疗的反应　当一个患者进行了人工建立的牙列修复，这便是一个很好的机会来评估组织对于当前治疗的反应。比如，评估牙龈的生物类型，在牙移位选择中是一个重要因素。如果当前的手术（比如阻生牙或异位牙的拔除）导致该区域余牙的牙龈退缩，那么种植手术也可能会导致进一步的退缩。另外，如果使用正畸矫治器试图使后牙的被动萌出失败了，就需要额外的修复治疗，在磨牙上制作修复体来增加垂直距离，这也会给治疗带来额外的负担。

3. 牙齿美学　先天缺牙的患者寻求治疗的最初原因之一便是纠正牙齿的外观问题。问题包括缺牙或过小牙导致的间隙、牙形态异常或排列不齐。牙齿美观的问题对于患者自信心的影响不容忽视，而且这可能是促使他们接受治疗的一个核心因素。然而，什么是一个可接受的牙齿外观会有很多变异，一些患者会觉得上颌中切牙之间的间隙给人以微笑感，然而另一些觉得所有的间隙都要关上。

4. 功能　很多先天缺牙十分严重的患者并不抱怨口腔功能的问题，尤其是当乳牙滞留在牙缺失的位置上时。然而，当多颗恒牙缺失，乳牙脱落时，功能就成为了一个问题，尤其是缺失牙集中在后牙区段，这种情况下要尽可能地恢复口腔功能，种植修复通常是第一选择。

5. 牙齿的大小和形状　先天缺牙的特征已经在前面进行了讨论，牙齿大小和形状的异常在这类患者中经常发生，而且会发生在任何牙列。然而，最易受影响的是上颌侧切牙，一侧的上颌侧切牙缺失通常会伴随另一侧的过小侧切牙。这种情况下就要考虑是拔除侧切牙并关闭两侧的间隙，还是加大过小牙并打开另一侧的间隙来容纳修复体或种植体，到底要选择哪个方法，需要考虑过小牙的预后，尖牙的牙龈形态、尺寸、外形、颜色、对称性，咬合关系，正畸所需的牙齿移动量，颊侧骨外形（关系到种植是否要植骨）以及长期维护的需要等。

6. 缺失的牙齿　缺失牙齿的数目并不总是与治疗的复杂程度直接相关，相对简单的可摘修复体有时会用于帮助一些严重先天缺牙的患者，然而较轻的先天缺牙患者，可能需要复杂的正畸治疗、骨量增加手术和种植治疗。并且随着缺牙数目的增加，软硬组织的量会减少，这会给治疗带来严峻的挑战。

7. 间隙　在发育完成的牙列中，萌出牙齿的排列不可能有进一步的改变，因为在牙列的这个阶段任何有萌出潜力的牙齿都已经完成了改变，应根据存在的间隙设计治疗计划。对先天缺牙患者牙列中存在的间隙，要从各个方向来评估，分别是：近远中方向、颊舌向、垂直向。

（1）近远中向间隙：牙齿间近远中向的间隙要分别从牙冠和牙根水平来评估，用种植体来修复缺失牙的方法逐渐增加，这需要足够的空间来容纳种植体，并在其周围有适合的生物学间隙。一旦考虑种植治疗，无论是作为现有治疗计划的一部分还是为了未来的使用，都应与正畸专家仔细的计划，确保与邻牙牙冠和牙根之间的间隙足够（图3-2-15，图3-2-19）。在牙冠水平的测量要在颈部和切缘两个方面进行，以便评估所需的正畸移动量，这会涉及是简单的牙冠倾斜移动还是整体移动。

在牙根水平，需要通过根尖片来估计牙根与牙冠的角度。治疗中正畸医师要仔细地控制牙根。邻近种植间隙的牙根必须平行的或者最好在正畸治疗结束后是散开的，使种植体可以放入而不损伤邻牙牙根。先天缺失牙患者存在一个特定的问题即过小牙。往往需要为种植治疗提供最佳的近远中径的空间，或达到一个较小的间隙以便使牙齿与相邻天然牙的比例和谐。在这种情况下，替换的选项是考虑树脂粘接桥，桥体容易与邻牙类似大小。另外，如果树脂粘接桥不合适，相邻牙间距可以通过正畸矫正，让这些牙齿的大小可以通过修复方法调整，使种植牙冠和修复的邻牙比例正确。

（2）颊舌侧间隙：随着种植体的使用越来越普遍，对缺牙部位的颊舌向尺寸的评估也越来越重要。应根据这一位置确定更换牙冠的位置，并根据这一位置进行种植体植入。如果初步的分析发现植入种植体位置的颊舌径不足，需要考虑植骨的程序。

（3）垂直向间隙：当牙齿缺失时，对颌牙有过长和侵占修复空间的潜力。过长牙可以通过正畸方法压低。

然而在静态牙尖交错位或后退接触位上控制修复体的咬合接触是可能的,但在下颌自由运动中控制就十分困难。因此需要减小修复牙的长度,避免有害的动态咬合接触(尽管这样会影响外观)。

当恒牙未发育,牙槽骨和周围的组织通常也未发育完全。这会导致颊舌侧骨缺损,有时更严重的是牙槽骨垂直向也发育缺陷。通常出现在颌骨后部区域。当多颗牙缺失出现在口腔的同一个区域时,牙槽骨的发育不全会导致明显的殆平面的改变。这些情况下重建牙槽骨的高度是具有挑战性的,因为通过骨量增加来增加高度不易成功。

8. 骨 在考虑先天缺牙患者的治疗中,骨组织是一个重要的因素。骨量缺少会影响正畸和修复治疗并显著增加整体治疗时间。

种植体修复缺失牙已成为很多病例的选择,它十分依赖种植区域的骨量和质量。骨量可以在临床上增加,但质量很难达到。平片能提供关于骨质量的信息十分有限,CT能够提供较详细的信息。

现代种植体表面能够促进骨整合发生,当骨量缺失时,可以增加骨量,尽管这会增加治疗完成的时间,这些额外的治疗时间有时患者可能不能接受。当下颌牙缺失时,可能会有明显的松质骨缺失,以至于皮质骨几乎融合在一起。这会明显的影响正畸牙齿移动到该区域,因为皮质骨阻碍了牙齿移动。此时可能要冒险打开间隙来容纳修复体,种植治疗需要较多的骨增量,因此,也要仔细地评估邻牙作为固定桥基牙的可能性,如果可以,也能选择固定桥修复。

9. 软组织 在先天缺牙的治疗中,最初要关注的口腔软组织是牙龈,当牙齿未形成时牙龈的体积通常不足,是薄生物类型。纠正牙龈异常是困难的,尤其是当必须进行垂直方向的软组织移植时。各种软组织手术都能增加牙龈组织的数量,例如,游离龈移植、上皮下结缔组织移植、局部带蒂皮瓣。尽管这些程序在种植治疗中应用更多,但是在其他修复中也可以使用,例如桥体区域。在美学区域,颊侧明显的凹陷对患者来说可能不能接受,牙龈组织的增加应该在固定桥修复前进行,以改善局部软组织外观。

对于正畸移动的牙齿,如果牙齿移动的方向朝向牙龈退缩的区域是比较危险的。如果一个唇侧牙龈退缩的牙齿,再向唇侧移动,会有进一步牙龈退缩的风险。有必要在正畸之前增加牙龈的量。另外,当需要唇侧扭转的牙齿已经可以摸到牙根,就需要增加牙龈来减少牙龈退缩或裂开的风险。

当先天缺牙与外胚叶发育不良有关时,口腔软组织厚且没有弹性,会阻碍治疗。另外,还会有不同程度的巨舌症,会影响治疗的过程。

(三)治疗计划

1. 确定治疗目标 先天缺牙患者的治疗是多种的,并且需要患者大量时间和金钱的投入。儿童期就开始治疗的先天缺牙患者,可能已经多次去诊所就诊,但是建立和重新评估他们的治疗目标仍然是十分重要的。随着患者的治疗进程,治疗目标会有所改变,例如,如果没能完成正畸移动来达到种植体所需的空间,患者可能会决定选择固定桥治疗,而不是进一步的正畸治疗(图3-2-23)。

治疗过程中,要用大量的时间来决定如何达到治疗目标,诊断蜡型可以使患者很快地看到治疗的最终结果。但是对于患者来说很难把诊断蜡型转化成口内情况,然而,许多计算机软件可以帮助解决这个问题,其可以帮助患者看到预期治疗的效果。当使用这些软件时,要确保治疗结果在实际上可以达到。比如,当恒牙缺失其软硬组织有明显的垂直向的差异时,这时不太可能使缺牙处的牙龈水平与邻近的天然牙相协调;当过小牙之间有间隙时,用树脂或贴面关闭间隙也是有限制的,由修复所能达到的轮廓外形所决定。

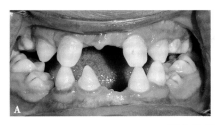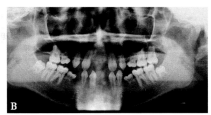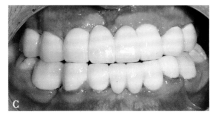

图 3-2-23　患者 18 岁，正畸治疗未坚持完成，改行固定修复
A. 正畸治疗停止时的口内正面像，可见覆殆和间隙处理还未到位　B. 正畸停止时全口牙位曲面体层片，显示仍有散在间隙　C. 烤瓷固定桥咬合重建后口内正面像

2. 制订治疗计划　一旦治疗目标建立，就要制订治疗计划来达到这个目标。可以分成几个阶段：

（1）治疗活动性疾病：当处理成年人先天缺牙患者时，其很可能存在其他口腔科疾病如牙周炎、龋病或牙齿磨损。尽管患者最初的目标是治疗缺牙导致的间隙，但是应首先达到良好的口腔环境，然后才能开始先天缺牙治疗的明确阶段。治疗活动性疾病包括：龋齿的去腐与治疗；牙周治疗；已有修复体的修理和更换；牙齿磨耗的初步治疗；如果有咬合创伤，要分析和调殆；牙髓治疗及预后不良的牙齿拔除。

成年患者过去可能接受过的修复治疗创伤比较大。比如使用牙冠和贴面修复而非树脂充填修复，使用传统固定桥而非树脂粘接桥。如果这些大量的修复工作需要替换或修理，会进一步减少剩余的牙体组织。因此就要考虑这些牙齿长期的预后及是否需要拔除。

（2）其他口腔科疾病的预防：一旦活动性疾病得到控制，保持牙列处于健康状态十分重要。一般很难改变患者的口腔卫生习惯。因此，口腔科专家要一直鼓励患者并强调保持口腔健康环境的重要性，以便先天缺牙的最终治疗可以开始。预防内容包括：合理的口腔卫生程序的介绍、饮食分析和建议、氟化物治疗、戒烟建议等。

（3）再评估牙齿状况：一旦开始了最初的稳定治疗，需要重新评估以确保牙齿状况不恶化。这是缺牙患者整体管理中的一个重要阶段，它给临床医师有机会评估其对治疗的承诺。在这一阶段，可以决定继续复杂的治疗计划是否合适。如果患者未能表现出足够高水平的口腔科护理，简化的治疗策略可能是更合适的。对于已经接受治疗但预后有疑问的牙齿，这一时期的重新评估是至关重要的，即确定治疗是否已经成功。重新评价的周期可以根据个人情况而有所不同，但在大多数情况下，3 个月通常被认为是合适的最小时间间隔。

（四）先天性缺牙相关的治疗

建立牙列的治疗可包括正畸和外科手术干预和大量的修复程序。

1. 正畸治疗　在青少年时期，接受正畸治疗比晚些时候更方便。成年人通常倾向选择非正畸治疗途径，但是，让他们了解正畸的好处和正畸是否会明显改善结果也是十分重要的。许多成年患者一旦了解正畸治疗的好处就会愿意接受，图 3-2-24 显示的是患者 16 岁就诊时曾经选择不治疗，20 岁时愿意接受正畸和修复治疗。

正畸医师面对的挑战随着缺牙严重程度的不同而不同。对于轻症患者，正畸治疗与常规正畸治疗差别不大，尤其是当关闭间隙合适的时候。排齐牙齿，矫正覆殆、覆盖，建立好的牙尖交错殆来达到目的（详见第四章）。

拆除正畸矫治器之前，确保间隙大小合适、邻牙牙根位置合适是很重要的。基于这些原因，修复医师和正畸医师应该在拆除矫治器之前一起对患者进行评估。此后，患者会需要戴正畸保持器直到修复治疗结束。通常使用的是可摘保持器，可以带有桥体以改善外观。

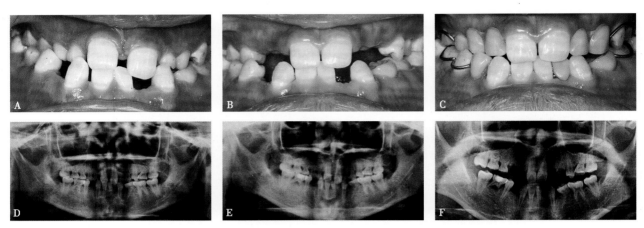

图 3-2-24　先天缺牙患者经过正畸和修复治疗的情况

A．患者 20 岁时正畸前口内正面像，可见缺牙及错殆畸形　B．正畸结束时口内正面像　C．可摘局部义齿修复后口内正面像　D．患者 16 岁时的全口牙位曲面体层片　E．患者 20 岁时正畸前的全口牙位曲面体层片　F．正畸后全口牙位曲面体层片

2．外科干预　对于已建立牙列的先天缺牙患者，外科干预包括未萌或异位萌出牙及种植治疗。其重度缺牙患者，尤其是先天缺牙与唇腭裂或综合征相关者，如外胚层发育不良，有Ⅲ类骨骼关系增加的趋势，有时严重到需要正颌手术复位为Ⅰ类关系者。手术时机需要仔细协调，术前正畸治疗是必要的，其次是术后正畸调整牙齿位置和咬合。手术治疗通常被推迟，直到颌骨生长完成，通常在青少年后期。有时在确定手术中下颌移动量时会存在困难，因为严重缺牙而没有足够的牙齿来提供稳定的咬合接触。

3．修复治疗

（1）恢复牙齿形态：先天缺牙患者通常有余留牙尺寸和形态的异常。恢复它的正常形态，改善外观，改善咬合接触，可以通过以下几种途径达到，包括：树脂修复、贴面和冠修复。

1）复合树脂修复：近年来树脂材料的发展使其可以应用在原本需要间接修复的情况下。复合树脂相比于其他材料最大的优势是可以保留更多的牙齿结构，因为需要最小的甚至不需要牙齿预备。对余留牙齿个别的缺陷可以用复合树脂修复。

2）贴面：贴面是粘在牙齿的整个颊面或舌（腭）面的修复体，包括树脂贴面的直接应用。但很多情况下，也使用间接制作的贴面，常用瓷、复合树脂或合金制作而成，唇侧瓷贴面多用来改善前牙外观。若成年患者曾用树脂修复的位置出现了修复失败，则要改用唇侧瓷贴面。贴面修复也可以用于先天缺牙的腭侧修复，尤其是当深覆殆且由于先天缺牙导致的殆间间隙不足时，树脂可以增加其咬合垂直距离。然而在中重度先天缺牙中，多颗后牙缺失，更好的控制前牙接触对于建立合适的前牙切导来保护后牙修复体是十分必要的。间接贴面的磨损特性比直接贴面要好，这在有夜磨牙的患者中尤其重要。金合金制作的贴面，因为强度合适、不磨损对颌牙、铸造简单、提供正确的形态、在多数口腔科技工室都可以完成，所以可以用于非美学区域。

3）殆面贴面：殆面贴面覆盖后牙咬合面，是粘接的固定修复体（图 3-2-25）。贴面可由合金、树脂或瓷制成，用来修复低殆的滞留乳磨牙。当使用时，要考虑材料的磨耗性能，树脂比牙齿更易磨耗，金合金与牙釉质的磨耗速率近似，但未抛光的瓷对对颌牙的磨损很大。较严重的先天缺牙患者会需要增加较大的咬合垂直距离，这会显著增加冠根比，对牙齿的支持结构的要求增加。在许多牙要增加咬合垂直距离，而患者又不想大量磨牙时，通常可以应用可摘殆垫式义齿。

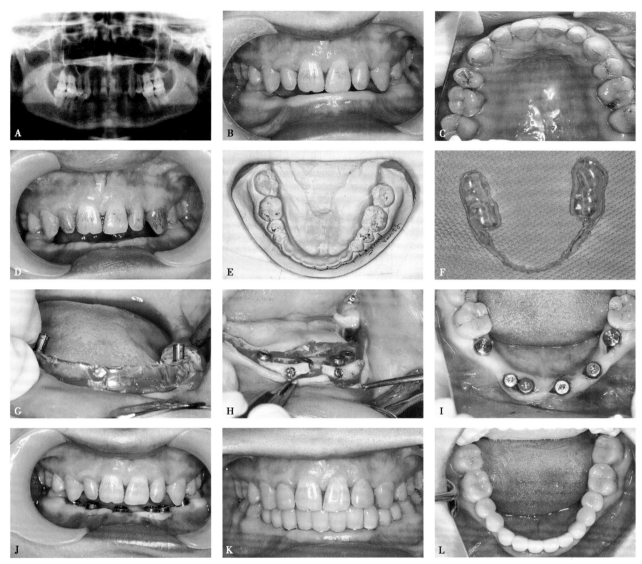

图 3-2-25 35 岁患者,自幼先天缺失下颌前牙,正畸和修复治疗的情况
A. 全口牙位曲面体层片显示缺失 10 颗下颌牙 B. 口内像可见上颌前牙过长,无修复间隙 C. 上颌𬌗面像可见上颌前牙有少量间隙 D. 正畸后间隙有改善,但有些部位修复间隙仍不足 E. 通过模型上排牙,制作压模式简易种植导板 F. 简易导板 G. 种植手术固定导板 H. 取下部分牙槽嵴顶部骨,放置于在唇侧,同期种植并固定 I. 二期开口时种植体愈合帽𬌗面观 J. 种植体愈合帽唇面观,可见修复间隙仍不足 K. 种植修复后口内像 L. 下颌磨牙行𬌗面贴面,升高𬌗间距离
(其中种植手术照片由刘建彰医师提供)

4)冠:冠通常需要大量磨除牙齿,因此要仔细评估这些修复体的适合性。在成年患者中,如果牙齿已经经过了几次修复,那么在该牙上放一个冠会更简单;后牙丧失了一个或更多的边缘嵴并进行了根管治疗后,也推荐制作冠修复。在过小牙上制作冠的牙体预备不会损失很多牙体组织,因其形状很像牙体预备后的状态。通常只需要一个终止线和切缘或𬌗面的磨除,这种情况下,冠比其他修复体更耐用,是更好的选择。但如果过小牙锥度过大,因其缺乏固位形会使冠修复失败。金属烤瓷或全瓷冠是很好的选择,因为在用可摘义齿修复缺失牙时,许多特征例如导平面、支托窝和有利的倒凹可以设计在基牙牙冠中来辅助义齿的固位和稳定。

（2）修复缺失牙：在恒牙列中，有四种修复缺失牙的方法，分别是树脂粘接桥、种植义齿、可摘义齿和传统固定桥。

1）树脂粘接桥：需要仔细的选择病例、设计桥的固位力，使其结构坚固，并仔细地进行咬合处理等。同样重要的是合理的固位体粘接面的预备、粘接时合适的湿润控制。图 3-2-26 显示了一位患者上颌粘接桥修复的情况。

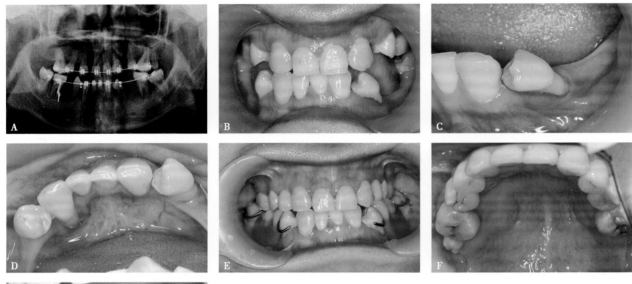

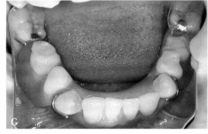

图 3-2-26　患者因先天缺牙且牙列不齐，在外院正畸治疗，正畸后发生并发症及修复情况
A. 患者在外院正畸时的全口牙位曲面体层片，显示多颗恒牙缺失，余留牙有牙槽骨吸收　B. 正畸结束后口内正面像，可见左侧下颌第一前磨牙牙龈退缩　C. 左侧下颌第一前磨牙外观　D. 左侧下颌尖牙舌侧牙龈退缩　E. 上颌双侧第一前磨牙行粘接桥修复，下颌局部义齿修复后口内正面像　F. 上颌粘接桥修复后𬌗面观　G. 下颌局部义齿修复后𬌗面观

2）种植义齿：口腔科种植通常是修复牙的理想选择，其最大的优势是不用预备邻牙。然而，通常种植会因为骨缺失和/或软组织缺失而变得复杂，需要仔细的设计，包括蜡型诊断或通过影像模板作出判断，还要注意解剖标志，如神经血管结构、上颌窦、下颌舌侧外形和骨量是否有减少。如果应用合适尺寸的种植体，需要仔细评估种植体与这些解剖结构的邻近关系。通常，上颌第二前磨牙以后的修复会由于低位上颌窦而变得复杂，下颌后部的种植也会受到下牙槽神经和颏神经的位置的限制。而且，下颌颊侧骨量的缺失会使得医师把种植体放到偏舌侧的位置来避免植骨的需要，此时需要确保舌侧的骨皮质没有穿破，因为这会导致术后口底血肿的形成并阻塞气道。因此，应该在 CT 上仔细评估下颌舌侧的外形和舌侧凹陷的情况。

通常认为种植治疗应该推迟到生长发育完成之后，避免种植体相比于邻牙和周围的组织的生长而出现低𬌗。女性生长停止约在 17～18 岁，男性约在 18～20 岁。先天缺牙患者的一个共同的特点是缺牙处牙槽嵴宽度缺乏，种植治疗可能并不是更好的选择。然而，如果患者希望种植修复，可以利用窄直径的种植体或种植前使用手术扩大牙槽嵴宽度，如骨劈开等方法。另外，如果患者有足够的耐心合作，可调整牵引装置，使用牵引成骨技术，但如果牙槽嵴明显骨质疏松，扩张是不可能成功的。患者如果无法接受牵张成骨，骨增量通常是必要的（图3-2-27）。

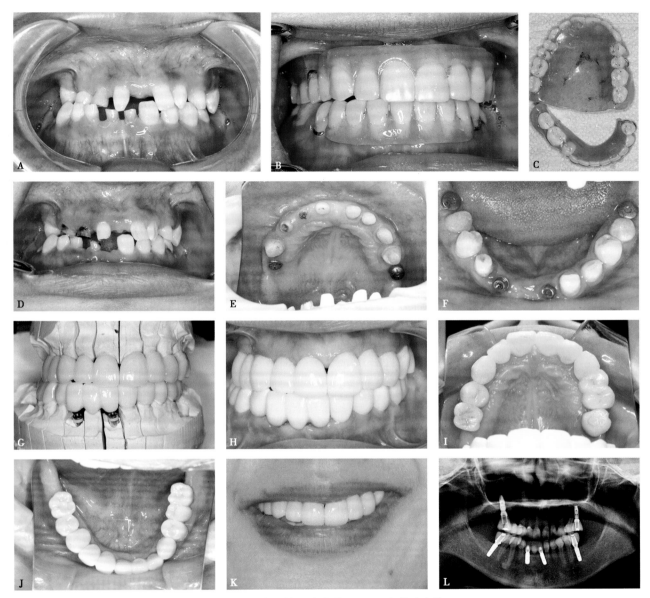

图 3-2-27　先天缺牙患者从 16～21 岁的治疗情况

A. 患者 16 岁时口内正面像，当时行可摘义齿修复　B. 21 岁时寻求种植修复，可见口内配戴局部义齿　C. 损坏的下颌局部义齿　D. 种植前口内正面像，可见龋损牙　E. 上颌𬌗面观，可见上颌后牙种植愈合帽　F. 下颌𬌗面观，可见下颌前、后牙种植愈合帽　G. 模型正面观，可见全口瓷修复体　H. 全口瓷冠桥修复后口内正面像　I. 修复后上颌𬌗面观　J. 修复后下颌𬌗面观　K. 修复后微笑像　L. 种植修复后的全口牙位曲面体层片

图 3-2-28 显示初次就诊的 22 岁男性患者，身体健康发育良好，主诉牙列间隙及牙齿畸形。口腔检查表现为典型的非综合征型部分恒牙先天缺失，上颌中切牙宽度略窄，上颌侧切牙畸形，部分乳牙滞留及恒牙倾斜且存在间隙，前牙深覆𬌗。所幸，患者所有磨牙几乎正常萌出，从而维持了其天然牙支持的垂直距离。病例经正畸治疗（包括缺牙区种植后临时修复作为种植体支抗继续正畸调整），打开咬合，排列牙齿到合适位置等，最

终，11、12 全瓷贴面，12、22 全瓷冠，44—46 金合金烤瓷冠固位体固定桥，以及 13、23—35 种植体支持的单冠完成了口内缺失牙和畸形牙齿的修复，并获得了满意的美观和功能的效果。患者定期复查，目前种植手术完成已有 8 年时间，骨水平稳定，口内修复完成已有 5 年余，功能美观，口腔健康状况良好，使用正常。

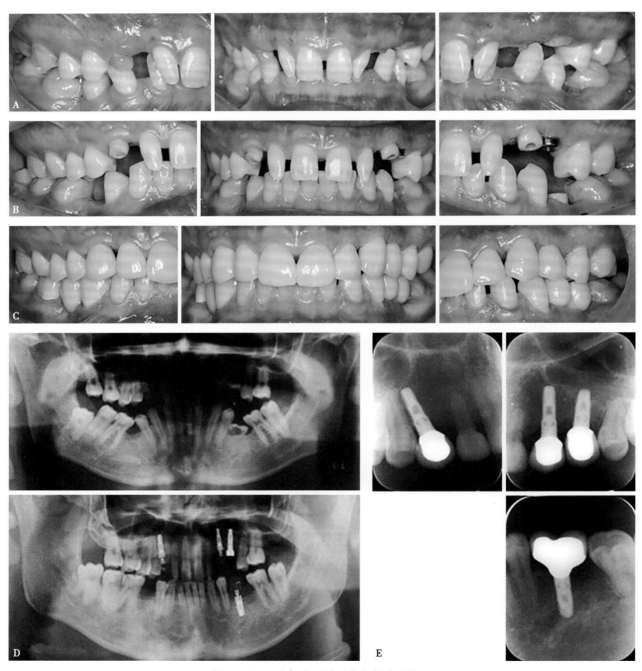

图 3-2-28　成年先天缺牙患者的治疗情况

A～C. 口内像，分别显示了患者初始就诊（A）、正畸治疗和种植手术后（口内有临时基台，B），以及修复治疗完成后（C）的情况；11、12 全瓷贴面，12、22 全瓷冠，44—46 金合金烤瓷冠固位体固定桥，以及 13、23—35 种植体支持的单冠修复体　D. 初始（上）和正畸治疗及手术完成后（下）的全口牙位曲面体层片　E. 种植手术完成 3 年 7 个月、修复完成 9 个月后复查种植体的根尖片

种植体植入的颊舌向角度取决于很多因素，如骨的轮廓和其上方的修复方式。在先天缺牙患者中，植入部位的骨往往是缺乏的。在某些情况下，可能有轻微的骨缺损，特别是如果滞留的乳牙根的长度合适。在这种情况下，可能会把植入物放置在骨的包膜内，从而避免骨移植。然而，该角度可能不利于修复。因此，在修复的功能加载时，会有一个非轴向方向上的咬合力，这可能会加剧植体周围的骨损失。当然，可以用角度基台，修复体也可以粘接固位。粘接修复体与螺丝固定相比有美学上的优势，并且粘接修复有应力中断作用，减少在植入物骨界面的负载。然而，螺钉固定的修复比粘接的更简单。如果修复体需要修理或更换时，螺钉固定的修复体可以将其拧下，而粘接固定的修复则需要破坏修复体才能去掉。

当大部分或所有的牙齿缺失时，种植固定修复可以恢复口腔功能和外观。金属支架和表面的树脂牙或瓷牙可以用作整体的固定修复（图 3-2-29）。然而，丙烯树脂的老化，以及瓷牙的破损需要在其修理时必须整体拆除使其缺点明显。因此，如果有足够的种植体，也可以制作分段桥。

图 3-2-29 显示了外胚层发育不良的男性患者，26 岁就诊时要求固定修复。由于患者自幼全口无牙，牙槽嵴极度萎缩，经过髂骨移植及骨增量手术，上下颌各种植 6 颗种植体植体，经过树脂牙的过渡修复，最终完成了全瓷种植固定修复。

种植体也可以被用来支持可摘义齿。可摘义齿基托容易恢复大量组织缺损，避免广泛的移植骨的需要。可摘修复需要的种植体比固定修复更少。全牙弓可摘种植修复可以在上颌骨放 4 枚种植体，下颌骨放 2 枚种植体。各类附着体作为上部结构，如杆 - 卡系统、Locator 系统。上部结构的空间要求各不相同，特别是在垂直方向。因此，需要进行仔细地评估，以确定可以采用的上部结构。

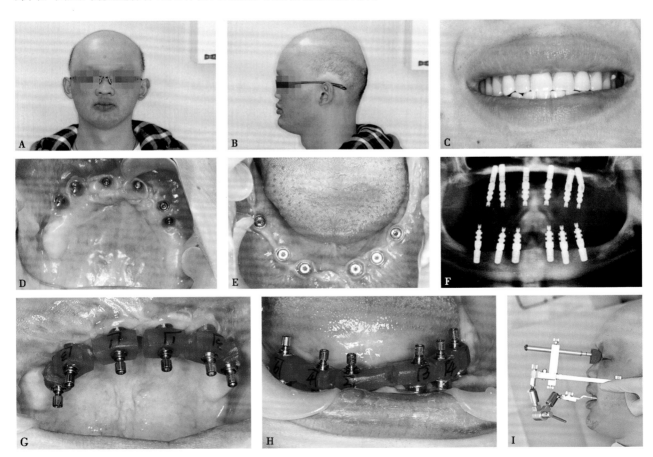

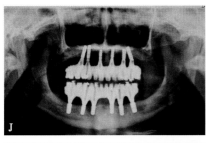
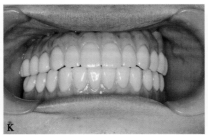
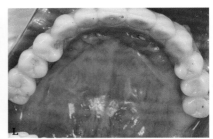
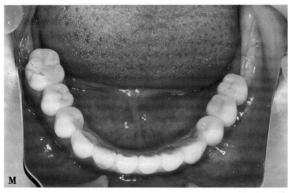
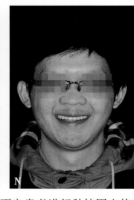

图 3-2-29　外胚层发育不良患者进行种植固定修复的情况

A. 种植前正面像，可见毛发稀疏，皮肤干燥　B. 种植前侧面像，可见面下 1/3 垂直距离减低　C. 临时修复时正面像
D. 种植后上颌𬌗面观，6 枚种植体愈合良好　E. 种植后下颌𬌗面观，6 枚种植体愈合良好　F. 种植术后全口牙位曲面体层片　G. 永久修复取开窗印模时的上颌转移杆夹板　H. 永久修复取开窗印模时的下颌转移杆夹板　I. 面弓转移　J. 永久修复后全口牙位曲面体层片　K. 永久修复后口内正面像　L. 永久修复后上颌𬌗面观　M. 永久修复后下颌𬌗面观
N. 口内义齿永久修复及佩戴假发后正面像

　　3）可摘义齿：可摘义齿对于年轻患者有一定的优势，可以很快恢复空隙，而且比种植体治疗有更少的侵入性。健康的牙齿不需要破坏，不像传统的固定桥修复，而且可摘义齿可以修复缺失的硬软组织，否则可能需要复杂的骨移植手术。在恒牙列中，可摘义齿可以作为临时或最终修复体（图 3-2-26，图 3-2-30～图 3-2-32）。

　　一些自幼使用可摘义齿修复的患者，已非常习惯于可摘义齿的戴用，这也是不愿意更换其他方法的一个原因（图 3-2-20，图 3-2-21）。

　　在种植治疗的过程中，通常使用临时修复体，特别是在多颗牙齿缺失的地方。可摘义齿允许多次调整和根据需要重衬。种植手术后，牙槽嵴的解剖形态出现了改变。虽然最好应避免种植体骨结合过程中的种植体微运动，但在严重缺牙的患者完全不使用过渡修复体是不可能的。在这些情况下，临时可摘义齿在修复患者的美学和功能方面是有用的。通常有基托的义齿是有帮助的，可以在更多的范围内调整修复体。例如，种植手术后，有可能大幅调整手术区域的基托，降低施加在手术部位的负荷。另外，在植入区可能需要牙龈整塑，其可以通过局部重衬解决。如果缺乏修复体的咬合间隙，需要校正不均匀的𬌗平面或改善面部外观，在治疗过程中垂直距离需要增加，通过临时修复体是相对容易实现的。可摘义齿很容易通过增加基托的厚度来改善唇部支撑，但是固定修复不能达到同样的面部支撑，如果没有预先告知患者，他们可能对结果很失望。

　　可摘修复体在治疗先天无牙患者中作为最终的修复体也是很有价值的。金属支架的义齿有良好的物理性能。过小牙或锥形牙与先天缺牙并存时，义齿要达到稳定和固位比较困难，因为牙齿的倒凹可能不适合卡环的使用。在这些情况下，可以通过粘接修复材料修正牙齿外形，为可摘义齿的稳定创造理想的牙齿轮廓。另

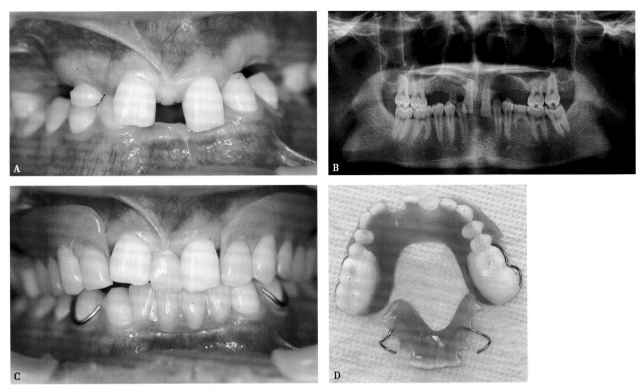

图 3-2-30　23 岁自幼缺牙患者，未曾修复，就诊时选择简易可摘义齿修复的情况
A．就诊时口内缺失牙状况　B．全口牙位曲面体层片，显示多颗恒牙缺失及乳牙滞留　C．义齿修复后口内正面像，通过
殆垫式义齿恢复殆曲线和垂直距离　D．可摘义齿照片，可见上颌后牙区的殆垫

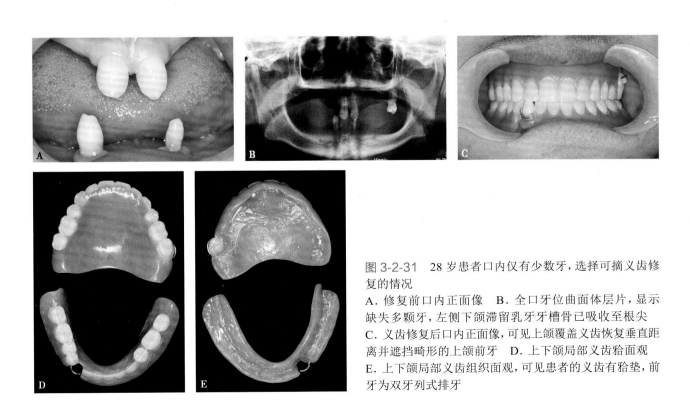

图 3-2-31　28 岁患者口内仅有少数牙，选择可摘义齿修复的情况
A．修复前口内正面像　B．全口牙位曲面体层片，显示缺失多颗牙，左侧下颌滞留乳牙牙槽骨已吸收至根尖
C．义齿修复后口内正面像，可见上颌覆盖义齿恢复垂直距离并遮挡畸形的上颌前牙　D．上下颌局部义齿殆面观
E．上下颌局部义齿组织面观，可见患者的义齿有殆垫，前牙为双牙列式排牙

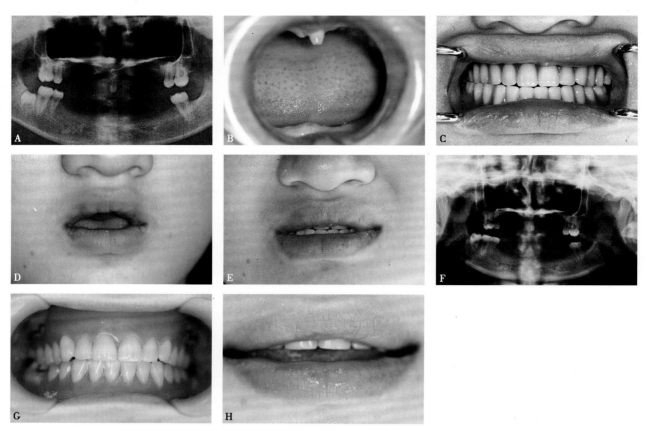

图 3-2-32　患者多次可摘义齿修复的情况

A. 患者 14 岁时的全口牙位曲面体层片，显示多颗牙缺失　B. 14 岁时开口正面像　C. 14 岁时义齿戴入后口内正面像
D. 修复前面部像　E. 修复后面部像　F. 23 岁时修复前全口牙位曲面体层片　G. 23 岁时戴入义齿后口内正面像
H. 戴入义齿后微笑像

外，精密附着体可被纳入到义齿中。如果义齿承托区牙槽骨发育不良，通过使用理想的铸造修复体或使用精密附着体，提高义齿的固位和稳定性也是必要的。

在严重缺牙的情况下，或有明显的过小牙，可以制作覆盖义齿。当使用覆盖义齿来治疗时，仔细的口腔卫生维护是十分重要的。由覆盖义齿所覆盖的牙齿容易罹患龋病或牙周病；念珠菌感染会影响黏膜。因此必须告诉患者应对这些风险和预防疾病的策略。

4）传统固定桥：种植体桥和树脂粘接桥在先天缺牙患者的治疗中广泛使用，传统的固定桥因为切削了牙齿的结构而较少使用。然而，当基牙已经有较大的充填体后，传统的固定桥就是一种合适的方式。传统固定桥的另一个优势是，替代了缺失的牙齿并改变了邻牙的大小、形状和颜色（图 3-2-33）。当粘接桥不切实际；种植治疗又需要骨移植而患者却希望避免的情况下，传统固定桥也可使用在严重的先天缺牙患者中。

4. 维护　当制订计划时，一个重要的考虑是治疗所需的维护过程。先天缺牙的患者会在相对早期寻求治疗，因此，任何治疗都会维护很多年。让患者从一开始就了解到这些情况，并且充分发挥自己的作用使口腔卫生环境更好，可以达到一个良好的预后。回访的间隔是随着治疗的复杂程度和对口腔科疾病的易感性而不同的。通常情况下，治疗刚结束的阶段回访的频率较高，然后随着口腔环境的稳定，频率就会下降。维护包括以下几个重要方面：

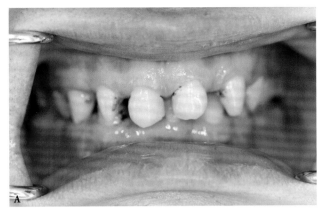
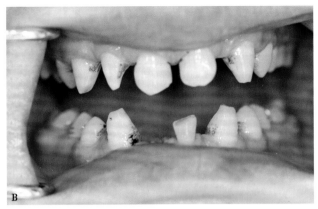
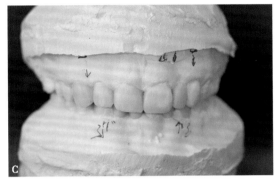
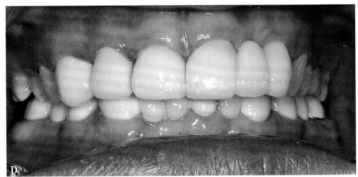

图 3-2-33　33 岁先天缺牙患者,固定桥咬合重建修复的情况

A. 修复前口内正面像　B. 修复前可见缺牙情况　C. 修复过程中的诊断蜡型　D. 固定桥咬合重建后口内正面像,由于修复前未行正畸治疗,故牙冠宽窄不一,美观效果不理想

（1）牙周维护：稳定的牙周状况是治疗成功的核心。在积极治疗之前,患者要能够达到足够的口腔清洁水平。在治疗完成后,特殊的口腔卫生建议需要告知患者,使患者能保持这个水平的口腔清洁。例如,缺损的牙列已经通过正畸和 / 或修复治疗纠正后,患者需要被指导如何使用牙线。同样,其他的口腔卫生措施如使用牙间隙刷,或者口内冲洗器也应进行相应的培训。

牙周指数应每年至少记录 1 次,使牙周状态可监测。如一个完整的牙周袋记录表和出血、菌斑和松动度指数。

（2）余留牙的维护：除了保持牙周健康,其余的牙齿本身也应保持在一个健康的状态。因此,进行常规的临床检查、拍摄 X 线片以确定龋齿状况、早期阶段牙髓病理情况及牙齿磨耗情况是必要的。作为覆盖义齿基牙的牙齿,有患龋病和牙周疾病特定的风险,因此在给患者提供义齿的同时,也有必要提供适当的预防性建议。除了定期刷牙,还包括氟凝胶和抗菌凝胶 / 漱口剂的应用(如氯己定溶液)。

（3）正畸保持：由于牙齿有移回原来位置的倾向,这是正畸治疗的一个危险因素。在积极治疗后,正畸立即复发的可能性要大一些,但牙齿的排列在几年后仍能复发。因此,在正畸治疗一开始,就应向患者强调正畸保持是一个重要的组成部分。常规需要 3~6 个月期间全天配戴保持器,接着 6~9 个月期间,只需夜间配戴。在这之后,通常建议患者的活动保持器应每周不定时戴几个晚上,以保证不出现复发。如果保持器损坏或丢失,患者应尽快重新制作。

（4）修复体维护

1）树脂修复体：复合树脂是一种优良的材料，可以微创地改善牙齿的形状和外观。然而，其容易破坏、着色和磨损。有时需要再抛光来去除染色表面，或重新制作有问题的表层。修复体的咬合面磨损应仔细监测，以确保稳定的咬合关系。如果需要频繁维修，则要考虑是否需要更换其他的修复方式。

2）贴面和铸造修复体：这些修复体总是涉及一定程度的牙体预备，并且有一个明确的边缘。修复体需要充分密合，抑制可能导致龋齿或牙髓病理的细菌或其产物的微渗漏。龈下边缘要特别仔细的检查，因为直接目视检查是不可能的。可利用口腔科探针用触觉的方法，或依靠 X 线片来检查边缘处的情况。研究表明，全覆盖铸造修复体发生根尖病变的概率为 10%～20%，因此需要定期拍 X 线片来评估这些牙齿的根尖状态。

3）固定桥：树脂粘接桥与传统的固定桥相比，往往有较少的维修问题。粘接桥的固位体的边缘可以放置在龈上，因此对牙周组织的影响可以忽略不计。而传统固定桥出于审美的原因，或是因为希望获得牙本质肩领，可能需要将固定桥边缘放置在龈下，这些龈下边缘使患者更难清洁，再加之修复体的不密合，可导致牙龈炎或牙周炎。

早期发现龋齿对于固定桥修复体的持续存在是重要的。只要患者制作固定的树脂 - 粘接桥，就应告知患者需要定期回访。传统的固定桥在固位体边缘有患龋的风险，因此，这些部位需要在回访时特别检查。传统的固定桥在牙髓病的发展方面风险较大，需要仔细评估。相反，树脂粘接桥的牙髓病变风险是较小的。

当用患者的过小牙作为基牙时，修复体的长期存在可能受到不利影响。较小的粘接面积可导致粘接失效率增加；较小的基牙在传统固定桥的牙体预备中会影响抗力和固位形。

4）可摘义齿：丙烯酸树脂义齿容易磨损或折断，尤其是一个复杂的局部义齿其对颌是完整牙列或固定修复体时。因此，修复体咬合面需要进行仔细的检查，以确保维持咬合稳定。金属支架的修复体本身较强，金属咬合面不易磨损，然而，以金属为基础的修复体在就位好之后修改会更困难。如果使用了精密附着体，它的组件将随着时间的推移而磨损，但精确的更换是有一定难度的。

5）种植体：种植体更常见的是一个逐步发展的骨水平的丧失。许多因素与之有关，但是其确切的病因并不明确。目前好的做法是强调良好的口腔卫生维护，控制咬合负荷和定期检查种植体周围组织的健康水平。

临床检查包括评估出血倾向、种植体周围牙龈探诊深度、测量评估角化龈宽度，确定有效性的菌斑控制和分析种植体龈沟液。然而，在进行以上参数的检查时，即便用轻柔的探诊力也会使患者产生不适，且难以准确测量。因此，X 线片常用来评估和监测种植体周围骨水平。拍摄 X 线片的间隔并没有达成共识，但通常要在修复完成时拍一张 X 线片作为基线，3～6 个月后和 1 年后再次拍摄 X 线片。随后的 X 线片通常每 12～24 个月拍一次，但频率可能需要根据临床情况进行个性化调整。然而 X 线片只提供有限的信息，颊侧或舌侧骨缺损显示不明显。必要时，可用行 CBCT 检查。

种植体上部结构包括单冠、全牙弓固定或可摘修复体等。大部分的维护着重于有效的口腔卫生维护和材料的机械完整性。与非种植体修复有一些相似性，例如修复体的瓷破碎或更换磨损的精密附件。当使用螺钉固位时，螺钉松动可能需要重新拧紧并调整力矩为正确的值，螺钉断裂需要将破碎的部分连同螺钉拆卸更换。已粘接的修复体可能脱粘接，如果发生这种情况，需使用更强的粘接剂，但同时拆除也就会更困难。

总之，先天缺牙修复的有效管理依赖于一个良好的综合的多学科团队，制订合适的长期治疗方案。需要考虑患者的期望和治疗目标，以及他们保持健康的口腔环境和参加治疗的依从性。

（冯海兰　张晓霞）

第四章

严重先天缺牙的正畸临床诊断与处理

一、先天缺牙病例的正畸分类

严重先天缺牙按前文中的定义一般是指缺失牙在 6 颗以上者,这个单纯的数量概念与实际病例的治疗难度相去甚远。如果 6 颗牙平均缺失在双侧的前磨牙区,可能并不是非常复杂的正畸病例,但如果集中缺失在一侧或一个功能区,情况可能会更复杂。为了正畸诊断与设计的方便,笔者将先天缺牙的正畸病例按以下方法进行了分类。

1. Ⅰ型　单纯性先天缺牙。牙弓内每个象限最多缺失 1 颗牙,无论是切牙、尖牙、前磨牙,还是磨牙,理论上最多缺 4 颗(图 4-0-1,图 4-0-2)。

2. Ⅱ型　复合性单纯缺失。牙弓内每个象限最多缺失 2 颗牙齿,但不包括尖牙或磨牙。理论上最多可以缺失到 8 颗牙齿(图 4-0-3)。

3. Ⅲ型　功能性复合缺失。牙弓一个象限缺失 2 颗牙齿,其中一颗是尖牙或磨牙,属于功能性复合缺失,理论最多可以缺 8 颗牙齿(图 4-0-4)。

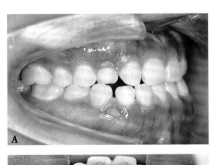
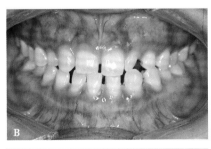
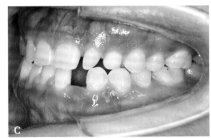
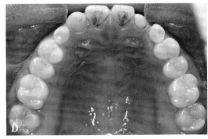
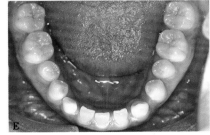

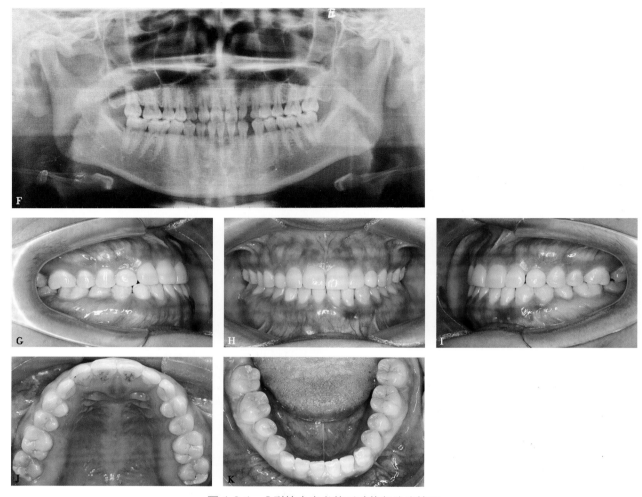

图 4-0-1 Ⅰ型缺失患者的正畸修复治疗情况

A. 治疗前口内右侧像，可见上颌乳尖牙滞留，缺上颌侧切牙，尖牙异位　B. 治疗前口内正面像，可见上下颌前牙存在散在间隙　C. 治疗前口内左侧像，可见缺失上下颌尖牙，上颌乳尖牙滞留，上颌侧切牙为过小牙　D. 治疗前上颌𬌗面观
E. 治疗前下颌𬌗面观　F. 治疗前全口牙位曲面体层片，显示缺失 12、23、32、43　G. 修复后口内右侧像，正畸重新分配间隙后，上颌乳切牙、乳尖牙贴面修复改形，下颌集中间隙于 32 区行种植　H. 修复后口内正面像　I. 修复后口内左侧像
J. 修复后上颌𬌗面像　K. 修复后下颌𬌗面像

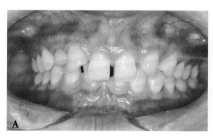

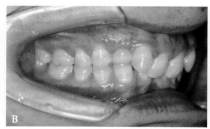

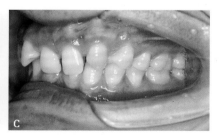

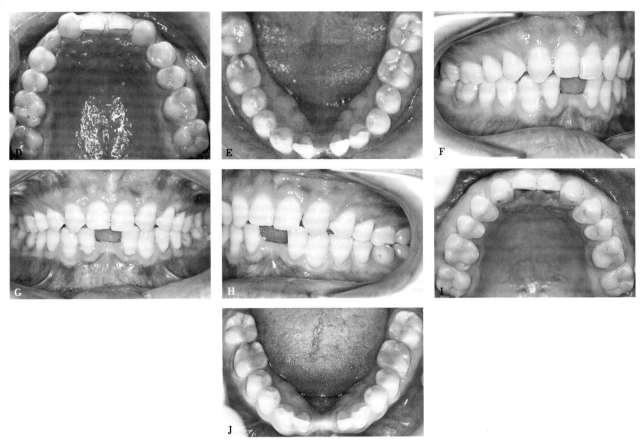

图 4-0-2 Ⅰ型缺失病例，由于骨性Ⅱ类程度较重，上颌关闭缺牙间隙，但下颌暂保留缺失间隙，留待修复

A. 正畸前口内正面像，缺失上颌两侧侧切牙及下颌两侧中切牙 B. 正畸前口内右侧观 C. 正畸前口内左侧观 D. 正畸前上颌𬌗面观 E. 正畸前下颌𬌗面观 F. 正畸后口内右侧观，正畸将间隙集中于下颌中切牙位置，留待修复 G. 正畸后口内正面观，可见尖牙近中移动，关闭侧切牙间隙 H. 正畸后口内左侧观 I. 正畸后上颌𬌗面观 J. 正畸后下颌𬌗面观

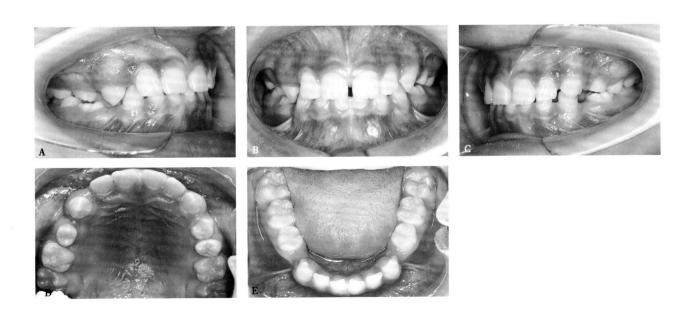

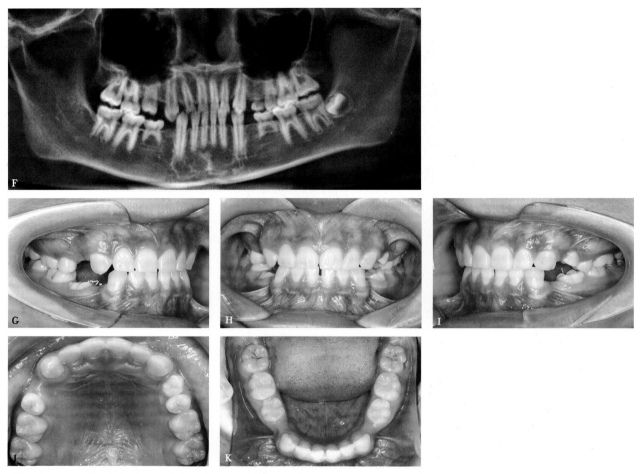

图 4-0-3　Ⅱ型缺失病例，4 个象限共缺失 6 颗前磨牙，前牙可见间隙；正畸治疗打开咬合，保留合理间隙，待成年后修复
A．正畸前口内右侧观，右侧缺失前磨牙，尖牙过萌　B．正畸前口内正面观，前牙有间隙　C．正畸前口内左侧观，缺失前磨牙　D．上颌𬌗面观，缺失 14、24，并有 64 滞留　E．下颌𬌗面观，缺失 34、35、44、45，并有 75、85 滞留　F．正畸前全口牙位曲面体层片，显示缺牙情况　G．正畸后口内右侧观，间隙集中，深覆𬌗改善　H．正畸后口内正面观，前牙间隙关闭
I．正畸后口内左侧观，间隙集中　J．正畸后上颌𬌗面观，间隙集中　K．正畸后下颌𬌗面观，间隙集中

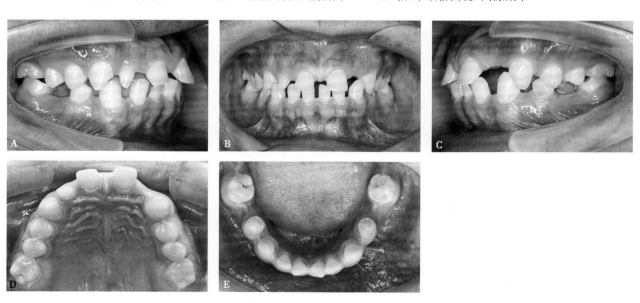

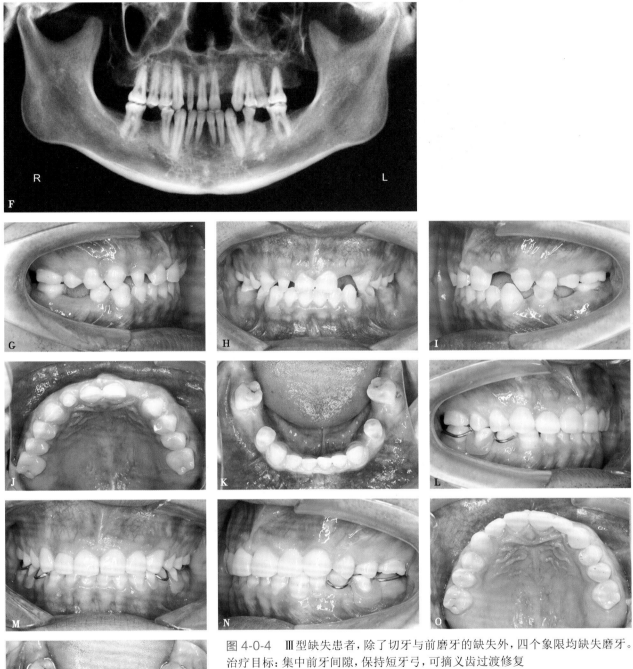

图 4-0-4 Ⅲ型缺失患者,除了切牙与前磨牙的缺失外,四个象限均缺失磨牙。
治疗目标:集中前牙间隙,保持短牙弓,可摘义齿过渡修复
A. 正畸前口内右侧观,缺失多颗牙 B. 正畸前口内正面观,前牙散在间隙
C. 正畸前口内左侧观,缺失多颗牙 D. 正畸前上颌𬌗面观,缺失 17、22、27、
且 12 为过小牙 E. 正畸前下颌𬌗面观,缺失 35、37、45、47 F. 正畸前全口牙
位曲面体层片,显示缺牙区无恒牙胚 G. 正畸后口内右侧观,间隙位置调整
H. 正畸后口内正面观,间隙位置调整 I. 正畸后口内左侧观,间隙位置调整
J. 正畸后上颌𬌗面观 K. 正畸后下颌𬌗面观 L. 修复后口内右侧观 M. 修
复后口内正面观,上前牙贴面修复,下颌可摘义齿保持间隙 N. 修复后口内左
侧观 O. 修复后上颌𬌗面观 P. 修复后下颌𬌗面观

4. Ⅳ型　复杂缺失。一个象限缺失超过 3 颗及以上的牙齿，不论牙位或总缺失数大于等于 6 颗，属于复杂缺失，没有缺失数目的上限（图 4-0-5～图 4-0-10）。

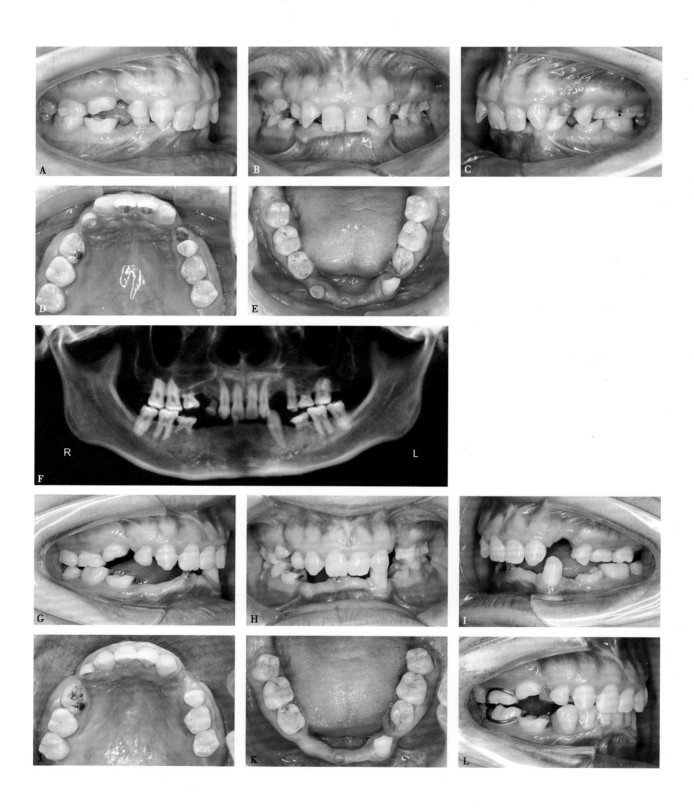

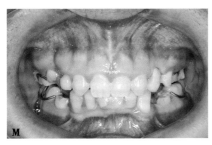
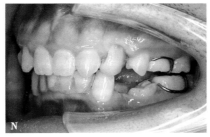
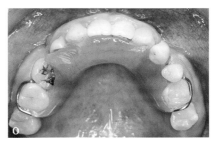

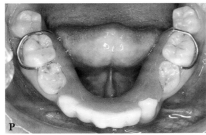

图 4-0-5　Ⅳ型缺失，全口缺失 12 颗牙齿。治疗目标：集中间隙，创造修复空间，可摘义齿过渡修复

A. 治疗前口内右侧观　B. 治疗前口内正面观　C. 治疗前口内左侧观　D. 治疗前上颌𬌗面观　E. 治疗前下颌𬌗面观　F. 治疗前全口牙位曲面体层片　G. 治疗后口内右侧观　H. 治疗后口内正面观　I. 治疗后口内左侧观　J. 治疗后上颌𬌗面观　K. 治疗后下颌𬌗面观　L. 修复后口内右侧观　M. 修复后口内正面观　N. 修复后口内左侧观　O. 修复后上颌𬌗面观　P. 修复后下颌𬌗面观

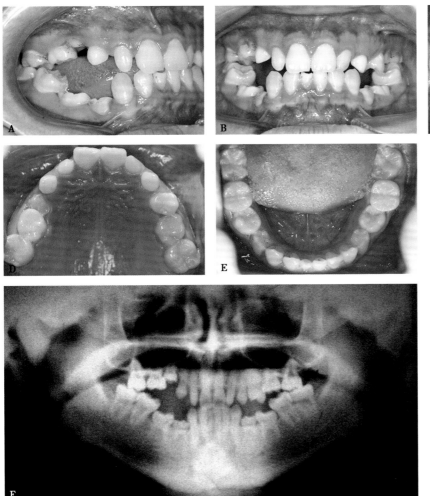
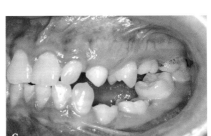

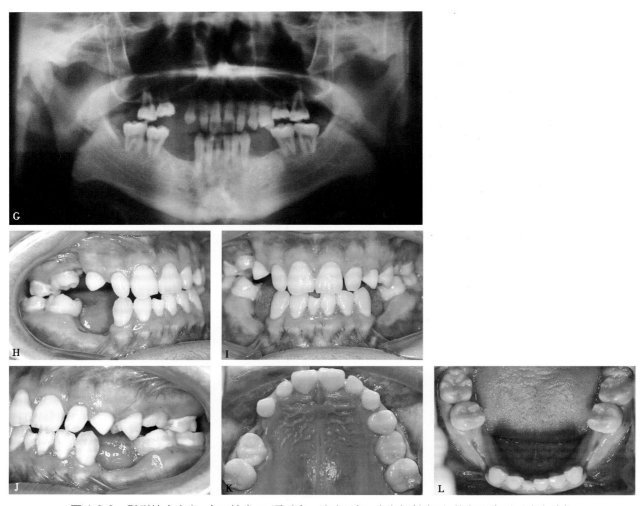

图 4-0-6　Ⅳ型缺失患者,全口缺失 10 颗牙齿。治疗目标:直立倾斜磨牙,恢复现有后牙咬合功能
A. 治疗前口内右侧观　B. 治疗前口内正面观　C. 治疗前口内右侧观　D. 治疗前上颌𬌗面观　E. 治疗前下颌𬌗面观
F. 治疗前全口牙位曲面体层片　G. 治疗后全口牙位曲面体层片　H. 治疗后口内右侧观　I. 治疗后口内正面观　J. 治疗后口内左侧观　K. 治疗后上颌𬌗面观　L. 治疗后下颌𬌗面观

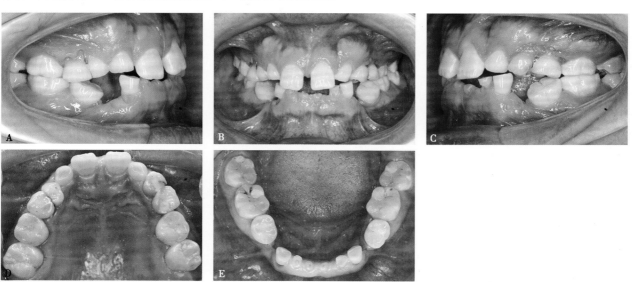

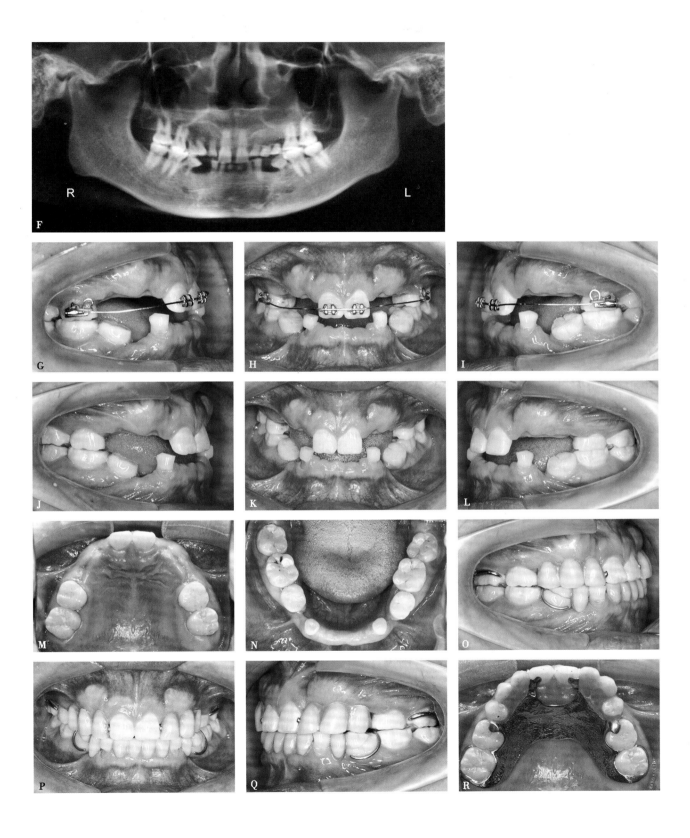

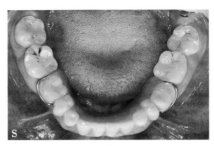

图 4-0-7　Ⅳ型缺失患者,全口缺失 14 颗牙齿。治疗目标:集中现有间隙,满足可摘义齿修复需要
A. 治疗前口内右侧观　B. 治疗前口内正面观　C. 治疗前口内左侧观　D. 治疗前上颌𬌗面观　E. 治疗前下颌𬌗面观
F. 治疗前全口牙位曲面体层片　G. 正畸治疗中口内右侧观　H. 正畸治疗中口内正面观　I. 正畸治疗中口内左侧观
J. 正畸治疗后口内右侧观　K. 正畸治疗后口内正面观　L. 正畸治疗后口内左侧观　M. 正畸治疗后上颌𬌗面观　N. 正
畸治疗后下颌𬌗面观　O. 修复后口内右侧观　P. 修复后口内正面观　Q. 修复后口内左侧观　R. 修复后上颌𬌗面观
S. 修复后下颌𬌗面观

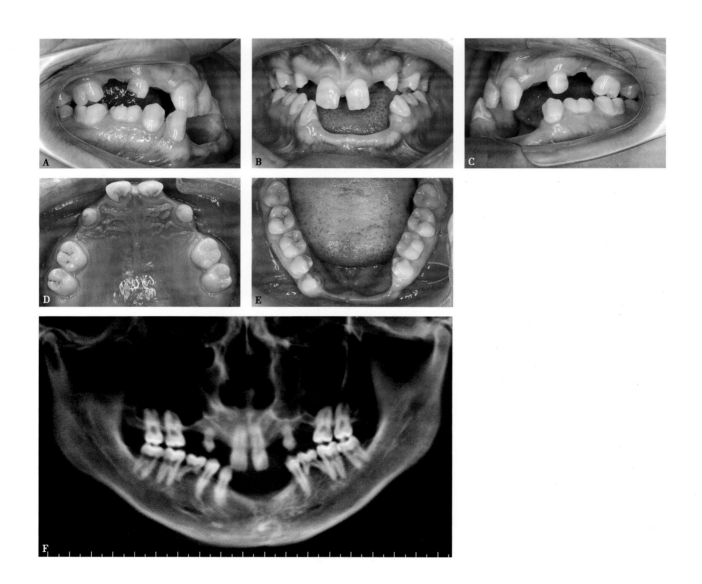

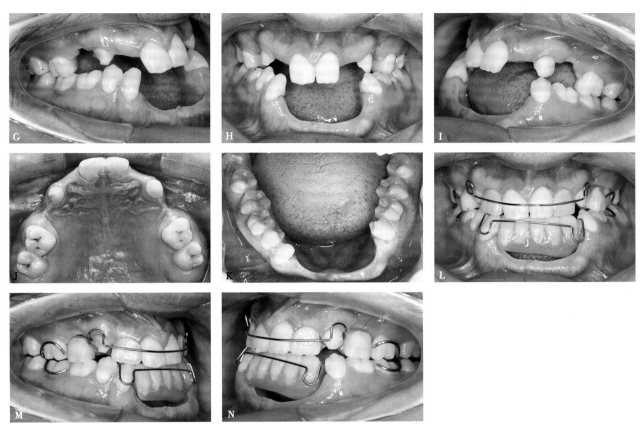

图 4-0-8　Ⅳ型缺失患者，全口缺失 16 颗牙齿。治疗目标：集中间隙，骨性畸形推荐外科手术治疗，暂行可摘义齿过渡修复
A. 治疗前口内右侧观　B. 治疗前口内正面观　C. 治疗前口内左侧观　D. 治疗前上颌𬌗面观　E. 治疗前下颌𬌗面观
F. 治疗前全口牙位曲面体层片　G. 正畸后口内右侧观　H. 正畸后口内正面观　I. 正畸后口内左侧观　J. 正畸后上颌
𬌗面观　K. 正畸后下颌𬌗面观　L. 可摘局部义齿兼保持器戴入后口内正面观　M. 可摘局部义齿兼保持器戴入后口内
右侧观　N. 可摘局部义齿兼保持器戴入后口内左侧观

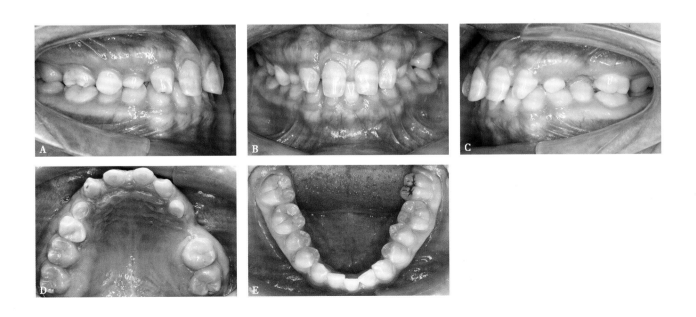

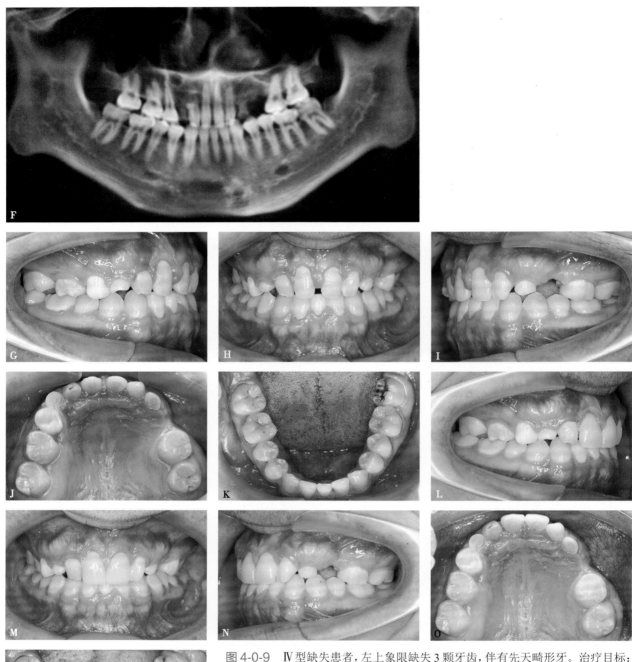

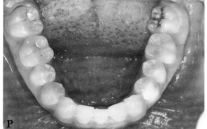

图 4-0-9 Ⅳ型缺失患者，左上象限缺失 3 颗牙齿，伴有先天畸形牙。治疗目标：重新分配间隙，后期固定修复恢复美观

A. 治疗前口内右侧观　B. 治疗前口内正面观　C. 治疗前口内左侧观　D. 治疗前上颌𬌗面观　E. 治疗前下颌𬌗面观　F. 治疗前全口牙位曲面体层片　G. 治疗后口内右侧观　H. 治疗后口内正面观　I. 治疗后口内左侧观　J. 治疗后上颌𬌗面观　K. 治疗后下颌𬌗面观　L. 上颌中切牙贴面修复后口内右侧观　M. 贴面修复后口内正面观　N. 贴面修复后口内左侧观　O. 贴面修复后上颌𬌗面观　P. 贴面修复后下颌𬌗面观

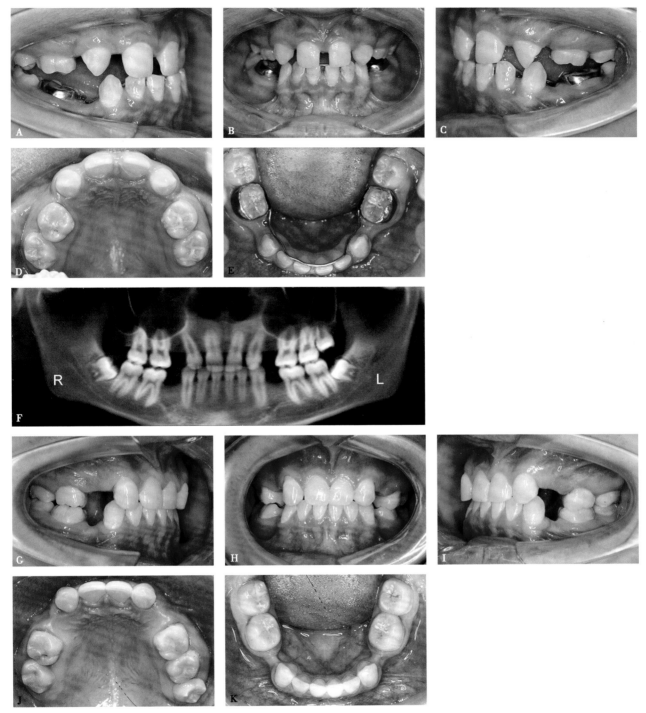

图 4-0-10　Ⅳ型缺失患者，缺失 8 颗前磨牙及双侧上颌侧切牙。治疗目标：集中间隙，直立磨牙，减少缺牙间隙，减少未来修复体数目，待修复

A. 治疗前口内右侧观　B. 治疗前口内正面观　C. 治疗前口内左侧观　D. 治疗前上颌𬌗面观　E. 治疗前下颌𬌗面观 F. 治疗前全口牙位曲面体层片　G. 治疗后口内右侧观　H. 治疗后口内正面观　I. 治疗后口内左侧观　J. 治疗后上颌𬌗面观　K. 治疗后下颌𬌗面观

该分类方法的目的是将形态和功能相结合，按象限进行分区诊断，结合正畸控制原则与牙列功能综合考虑而形成。该分类有利于区别病例的简单与复杂程度。病例的严重程度一方面取决于缺失牙的数目；另一方面也取决于缺失牙的位置，后牙功能区的牙列缺失，对功能造成的影响往往要比前牙大，而前牙的缺失更多造成的是美观问题。后面将会在诊断与治疗中继续介绍这种分类方法的优点。该分类同样适用于继发性缺牙，例如外伤、牙体、牙周疾病后的牙缺失、颌骨手术等，虽然治疗原则不同，但对牙列的认识与诊断是相似的。

二、与先天缺牙相关的正畸临床检查

除了常规正畸临床检查外，大量先天缺牙病例正畸前检查需要强调以下几个方面：模型检查、咬合记录及颌位关系、放射检查等。

1. 模型检查　先天缺牙患者由于牙弓内存在大量缺牙，口内存在大量游离的单颗或多颗牙齿，模型制取难度较普通患者更复杂。在模型灌制过程中，牙齿也非常容易折断，一般多使用硬制石膏。模型在灌制后，为了防止牙齿折断，应该进行牙尖交错位的蜡记录，一方面是为了确定现有的𬌗关系；另一方面也是为了保护独立的单颗牙齿。这个咬合位置并不一定是诊断位置，更不是治疗位置。最终的咬合位置需要进一步检查诊断后由临床医师判断。颌位记录在临床上可以用普通蜡片，制作简单的蜡托及蜡堤，在口内试托稳定后，患者全力咬合，记录牙尖交错位。

2. 颌间关系的判断　先天缺牙患者由于长期缺牙，咬合关系、颌间位置可能是异常的。治疗前需要重新确定颌位关系及垂直距离。颌位关系的确定需要正畸科医师和修复科医师共同完成，通过结合两个专业的特点来合理确定。大量先天缺牙患者的垂直距离一般较正常偏小，修复时需要通过增加垂直高度来满足所需的修复空间，但正畸治疗抬高现有天然牙的高度往往是非常困难的，因此在两者之间找到合理的高度，需要修复医师与正畸医师的互相配合。垂直向的颌间高度还需要结合颞下颌关节的生理情况来考虑，对于年轻患者，正畸可以较大范围地调整其下颌位置，这一点非常有利于修复空间的恢复，需要由正畸医师作出准确的判断。

3. 先天缺牙患者的影像检查　与常规正畸病例一样，首先需要拍摄头颅侧位片与全口牙位曲面体层片。全口牙位曲面体层片可以明确缺失牙数目和牙齿的种类。先天缺牙患者口内常常滞留大量乳牙，外观上乳牙牙冠外形特征有时很难和恒牙区分，或者类似发育畸形的牙齿，首先需要对这些乳牙明确诊断，之后在治疗设计时才可以进一步判断哪些乳牙需要矫正；哪些乳牙可以受力；哪些乳牙不需要进入矫治序列，而需继续在牙弓当中保存；哪些乳牙需要拔除。这些都需要结合 X 线片和模型进行分析并确定。

先天缺牙病例同样需要仔细的进行头影测量分析，在常规头影测量的基础上，还需要考虑下颌位置。如果在临床检查中已经发现下颌位置有异常，可以在有𬌗蜡定位的基础上拍摄头颅侧位片，通过对这张头颅侧位片的分析，与模型记录的颌位相联系，结果会更合理。如果已经拍了头颅侧位片，之后由于患者下颌位置异常需要颌位调整时，可以利用头颅侧位片在正中关系位与牙尖交错位的转化方法解决这一问题。

如果全口牙位曲面体层片检查有额外牙、阻生牙或者严重关节问题等，可以加拍锥形束 CT。锥形束 CT 可以分析每一颗牙的独立特征，针对牙列的具体问题进一步设定正畸治疗目标。除此之外，锥形束 CT 的另一个重要用途是分析牙槽骨三维方向的丰满度。先天缺牙患者，由于长期牙列的缺损，牙槽骨萎缩严重，表现为高度降低、宽度变窄，正畸治疗时需要移动牙齿进入变窄的牙槽骨内时，会有一定的困难，提前分析牙槽骨的丰满度可以评价正畸移动牙齿的难度。

三、先天缺牙病例的分析与诊断

（一）牙列诊断

1. 牙齿数目　牙列中牙齿数目的检查是口腔常规诊断中的一个重要内容，虽然正常恒牙只有28～32颗，但有时数清楚这些牙齿并不容易。多数牙先天缺失可以发现于各个年龄段。对于儿童来说，很多是在口腔常规检查治疗中发现的，需要放射检查来最终确诊。儿童口内有大量滞留乳牙，也有恒牙在骨内未萌出，此时需要仔细分辨骨内未萌出牙齿的形态特征，排除畸形牙、额外牙等异常。多数牙先天缺失患者在恒牙期仍可见到大量的乳牙滞留，这些乳牙并不松动，它们维持着患者基本的美观与咬合，由于没有继承恒牙，拔除乳牙的设计方案很难被患者接受。临床需要准确记录有效的恒牙数量以及滞留乳牙的健康情况，为治疗方案的制订做基础准备。

2. 缺失牙的分类及评估　先天缺牙正畸分类方法基于象限的分区诊断及正畸控制的原则，并结合牙列功能的考虑而形成。通过临床检查与影像检查确认牙齿数目后，就可以得到患者缺牙情况的相应分类。每种分类相对应的正畸原则是不同的。

（1）先天缺牙Ⅰ型：是简单类型的先天缺牙，每个象限最多缺失一颗牙，缺牙情况非常类似于正畸减数前磨牙的情况，治疗上无论是关闭间隙，还是调整间隙为后期修复创造条件，都应属于简单病例（图4-0-1，图4-0-2）。

（2）先天缺牙Ⅱ型：是复合型缺失，每个象限缺失2颗牙齿，但不包括尖牙或磨牙，缺失牙可以是中切牙、侧切牙、前磨牙。这类病例缺牙数量有所增加，但缺失牙对功能的影响可能并不大，咬合关系的错位程度及纠正难度也不大。这类病例可以通过正畸治疗恢复功能牙列的咬合，之后再进行相对简单而完善的修复治疗（图4-0-3）。

（3）先天缺牙Ⅲ型：功能复合型缺失，是在Ⅱ型的基础上，缺失牙包括尖牙或磨牙。尖牙及磨牙是口颌功能运动时非常重要的牙齿，正畸治疗处理这个位置的间隙需要慎重，应结合修复治疗目标综合考虑。如图4-0-4为先天缺失磨牙的病例，可以考虑种植修复，也可以考虑保留短牙弓，这一点需要结合患者的骨骼条件与功能来判断。

（4）先天缺牙Ⅳ型：复杂型先天缺牙，单个象限缺牙数目大于3颗，缺牙总数目严重者可能达到十几颗以上，常见咬合关系紊乱，包括垂直距离的减小、面下高度不足。这类病例多有咬合重建的需求，对于儿童生长期，更需要正畸结合骨骼发育给予早期的干预及处理，未来的治疗需要多学科的诊断与设计。

3. 牙齿形态　很多先天缺牙病例可能是其些综合征的表现之一，除了牙齿缺失外，牙齿的外形也可能表现为异常，例如过小牙、过尖的尖牙、侧切牙舌侧畸形、融合牙等，这些情况对最终咬合的建立会有影响，畸形的前牙也会影响美观，过小牙或畸形牙常会额外增加修复体的数目，在成本和精神上都将给患者增加负担，需要早期给予记录并关注（图4-0-9）。

4. 咬合关系　磨牙的咬合关系仍然是最基本的咬合记录，但由于缺牙后磨牙经常会发生大量移位、前倾，磨牙的安氏分类并不能反映真实的咬合关系，如果磨牙过于近中前倾，需要进行额外记录，这也是后续治疗的难点（图4-0-6）。尖牙关系需要单独记录，尖牙矢状关系分类受多种因素影响而并不全面，需要结合尖牙的倾斜、宽度、过长情况进行特殊记录（图4-0-5，左侧下颌尖牙过长、倾斜）。前牙仍然要记录覆𬌗、覆盖情况，先天缺失多颗后牙的病例，由于支持牙列不足，前牙经常表现出深覆𬌗，造成这类深覆𬌗的机制可以是后牙牙槽发育不足或前牙牙槽发育过度，需要根据患者骨型、面型的垂直高度进行合理判断。

5. 牙列磨耗　长期大量缺失后牙的先天缺牙患者，由于缺少后部足够数量的牙齿支撑，现有的牙列往往表现出过度的磨耗（图4-0-11），尤其是第一恒磨牙，在青少年时期就有可能磨损到牙本质层。过度的磨耗还会减少垂直高度，即便没有表现出临床症状，在后期修复时是否需要恢复高度、如何恢复高度都将是临床治疗需要面对的问题。

6.牙龈形态 先天缺牙病例由于对颌牙缺失，牙齿过长情况非常多见，牙龈附着并不理想。过度萌出的牙齿也是咬合创伤的因素，会进一步加重牙龈萎缩的情况。这些牙齿表现为牙龈附着过低、牙冠较长，治疗中应综合考虑健康和美观等因素。

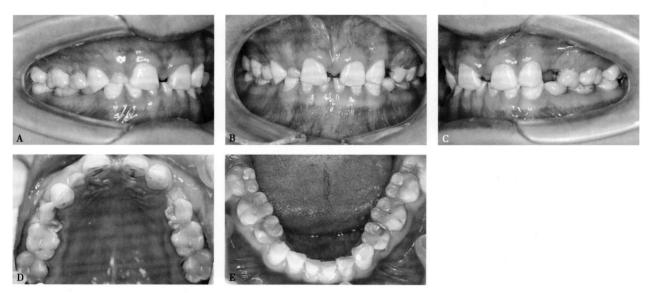

图 4-0-11 垂直高度降低与严重磨耗

A．治疗前口内右侧观 B．治疗前口内正面观 C．治疗前口内左侧观 D．治疗前上颌𬌗面观 E．治疗前下颌𬌗面观

（二）骨性诊断

1.任何错𬌗畸形都可能存在不同程度的骨性畸形，先天缺牙病例更不例外。骨性畸形可以是原发的，通过头影测量可作出明确的诊断。骨性畸形会增加缺牙患者的治疗难度，但如果缺牙与骨性畸形补偿治疗的拔牙牙位一致或相近，也可算作一个有利的方面。

2.继发性骨性缺损来自于长期的缺牙，牙槽嵴萎缩，表现为在矢状向或者宽度上牙槽骨的大量缺损。前牙区矢状向牙槽骨的缺损会造成骨性畸形的加重；后牙区缺牙后的牙槽嵴萎缩会造成宽度的改变。任何骨质的缺损都会造成高度的改变，这些骨性缺损不但影响正畸的设计，而且影响后期修复的方式。

（三）面型诊断

先天缺牙患者，主诉要求多是恢复牙列咬合与美观功能，但同时也需要恢复面部美观，对有强烈面型美观要求的患者，应当考虑其主诉。当掩饰性正畸治疗及牙列修复不能给患者带来很好的面型改善时，不排除向患者推荐正颌手术，以期最大限度地恢复其面容的美观。

（四）功能性诊断

口颌功能最重要的两个部分是咀嚼与发音，这涉及口颌系统中颌骨、牙列、肌肉等多种软硬组织的协调。正畸和修复专业对这些内容的关心程度是同等重要的。先天缺牙患者咀嚼和发音功能受限，这也是他们强烈要求解决的问题。其他功能因素有𬌗力、舌体位置、颌位、颞下颌关节功能等。由于患者大量缺牙，较大的𬌗力会对现有支持组织产生很大的压力，降低咬合力量对大量缺牙患者可起到辅助与保护作用。舌体组织会弥补缺牙的空隙，继而产生舌习惯，在修复缺牙间隙的同时，纠正舌体位置有利于牙列的稳定和发音。颌位的判断前文已有讨论，正畸和修复均可以通过不同手段对颌位进行改变，合理的判断是成功治疗的前提。虽然有许多判断的理论，但殊途同归，最终的目的都是肌肉、咬合与关节位置相适应。最后需要提醒的是对颞下颌关节的关注，颞下颌关节是终身适应性改建的结构，关节与咬合之间存在互相适应性的保护机制，但多数牙先天缺失会严重损害咬合功能，关节适应性也会相应地受到损害，对这类病例更需要进行关节功能状态的准确评价。

（五）心理问题

先天缺牙患者，由于牙列的长期缺损或缺失，对颜面美观有严重影响，需要关注患者的心理问题，尤其是前牙缺失的患者。在儿童时期，如果没有及时得到修复，成年后再治疗，心理压力会更大。另一个可能的心理压力来自于社会经济方面，先天缺失的患者迫切希望恢复牙列的功能与美观，这种修复往往需要很高的经济代价。故在正畸治疗开始之前，要和修复医师及患者共同确定合理的修复方案，包括将修复治疗的经济成本控制在合理、可接受范围内。

四、先天缺牙病例的正畸治疗原则

总的来说，先天缺牙病例的正畸治疗原则是尽可能建立现有牙齿的稳定咬合关系，给后期的修复治疗创造合理的空间。这类病例正畸治疗的操作难度在于支抗控制。正畸移动牙齿，利用的是牙和牙之间的交互力量，称为交互支抗。由于牙弓中大量缺牙，正畸缺少牙源性支抗，对目标牙齿的控制相对困难。如果缺失牙是磨牙，则治疗难度会更大。

根据先天缺牙正畸分类的四种不同形式，正畸处理原则也是各不相同的。Ⅰ型与Ⅱ型的简单缺失，因较少涉及功能问题，治疗可能会容易一些；Ⅲ型及Ⅳ型的功能型复杂缺失，除了大量缺牙外，还存在严重影响美观及功能的问题，往往需要多学科的诊疗方案，并辅助精巧的正畸控制才能完成。

1. Ⅰ类先天缺失的治疗原则　由于一个象限只是缺少一颗牙齿，虽然邻牙可以有移位倾斜、对颌牙可能有伸长，其他的牙齿也可能因为向缺牙侧的倾斜而出现散隙，但仍然类似于正畸治疗中的减数病例，故治疗相对简单，此处不过多讨论。面对这种情况，无论是医师还是患者，最简单的想法可能就是将这些间隙都关闭，从而省去修复的环节。但正畸医师应该考虑到，无论是关闭间隙，还是打开间隙供后期修复，都需要保证咬合关系良好。

对Ⅰ型简单缺牙病例，关闭间隙可能是最好的选择，例如缺失1颗下切牙，关闭下牙间隙，调整覆𬌗、覆盖，保持后牙咬合的最大接触面积，虽然不是最完美的方案，但对患者的长期咬合不会产生任何影响。当缺失1颗前磨牙时，如果想关闭缺牙间隙，很容易联想到还需要拔除1颗对侧的前磨牙，以保证中线居中，进一步考虑，单颌的拔牙可能又会导致对颌的拔牙设计。这样因为缺1颗前磨牙，而引起拔除3颗健康牙齿的治疗方案，如果没有对面型改善的要求，往往是得不偿失的，需要慎重考虑。

先天缺失下颌切牙的病例，下颌前牙区牙槽骨会非常薄弱，且先天缺失后牙槽骨还会发生进一步萎缩。在设计方案时，理论上可以选择打开间隙和关闭间隙。但相对于扩大间隙而言，关闭间隙有利于维持牙槽骨的丰满度，可能是更好的选择。如果在先天缺牙的部位继续扩大间隙，会表现为进一步的牙槽骨萎缩，将给后期种植修复带来更多的困难。

2. Ⅱ类复合型先天缺牙的治疗原则　因为缺失牙较多，正畸一般不可能将间隙全部关闭，很多被动选择接受正畸治疗的病例，最终目的是为了修复缺失的牙列。所以在制订任何正畸治疗方案之前，都需要考虑患者最终的修复方式,这一点需要正畸医师、修复医师和患者共同确定。正畸医师如果具备全科能力,也可以自主整体规划患者的治疗方案,这样更有利于制订出有目的的正畸治疗设计。

作为多学科背景的正畸医师,虽然并不一定直接进行修复操作,但可以学习了解不同修复方式的特点,结合患者实际需求,确定最终修复方式,以此为目的给患者制订合理的正畸方案。例如准备行可摘义齿修复的病例,也许正畸治疗并不需要将牙冠排列的非常平行。但对于准备行固定修复的病例,正畸需要将牙冠尽可能恢复到平行的状态,以利于取得共同就位道。对于准备接受种植修复的病例,要保证牙槽骨中牙根之间有足够的距离,以利于种植体的植入。

不同年龄的患者,对修复体的期望也不尽相同。青少年患者还没有条件去接受永久修复,比如固定修复或者种植修复,大多数情况只能以可摘义齿修复来过渡,但可摘义齿修复体并不是保持器,加之青少年有不确定的生长发育,维持牙列稳定并不确定,也许到了成年之后,在最终固定或种植修复之前,牙列还需要经过二次正畸,进行一些精细的间隙分配、咬合调整,再进行最终的固定或者种植修复,这一点需要提前和患者或者其家长说明,以防止误解。

对于相对简单的复合型先天缺牙病例,患者的咬合关系是稳定的,颌间距离正常。正畸治疗的目标是排齐剩余牙列、直立倾斜牙、保证牙根平行、创造出修复间隙。间隙的保留需要和修复医师共同会诊,确定间隙保留的大小及位置,为后期修复体做好最佳的准备。如果缺牙时间过长,缺牙区牙槽嵴过度萎缩,正畸治疗不需要按常规将牙根移动到已经很窄的牙槽嵴中,只需保留较倾斜的牙根,保证牙冠间隙的合理大小,满足后期固定桥修复需要即可。这种方式非常适用于修复愿望较迫切、治疗时间较紧张的病例,这样的治疗方案可以满足患者的治疗需求。但牙根平行度是正畸常规的治疗标准,这样完成的病例实属"因地制宜",这个标准很难被传统正畸认可,如果没有后期完善的修复结果的支持,正畸治疗的成果也很难展示出来。

对于先天缺失单侧前磨牙的病例,正畸治疗中有一个非常重要的判断就是根据骨型、牙型和面型来设计,是否需减数对侧及对颌的前磨牙,如果先天缺牙的位置和正畸减数的原则一致,这样的病例非常幸运,可以顺势治疗,在关闭先天缺牙的间隙的同时,又改善了患者的咬合或面型。但一定不能滥用这一原则,如果我们过度拔除牙齿,给患者后期带来的是终身的损伤和不良的咬合,相对于患者得到的——只是减少了一个修复体而言,显得得不偿失。例如,患者先天下颌缺失 2 颗前磨牙,很容易想到将上颌对称拔除 2 颗前磨牙,这样就成了减数 4 颗前磨牙的对称病例,但也许上颌拔牙间隙内收后,患者的面型会变得更凹,牙轴会变得更直立,咬合结果也可能不理想。同理,如果一侧先天缺失 2 颗前磨牙,也许可以拔除另外一侧的 1 颗前磨牙。这样既可以调整中线,也可以内收前牙,改善突度,但一定要考虑是否能够保持患者面型的美观和咬合功能的健康。

先天缺失上颌前牙的病例,在治疗过程当中,要考虑到患者的美观和心理感受,如果缺失切牙的部位间隙被进一步扩大,则可以临时制作一个修复体,或者排一颗人工牙在牙弓中。修复体可以利用人工牙制作,其上粘接托槽,捆绑在矫正弓丝上,这样可以维持患者的基本美观,尤其对于成年患者,恢复其在治疗中的信心是十分重要的。

3. Ⅲ类功能性型复合先天缺失的治疗原则 缺失牙列中包括至少一颗尖牙或磨牙。双侧先天缺失尖牙的病例在临床中比较少见,多为单侧缺失尖牙。一侧尖牙缺失,其治疗难度在于对侧的尖牙。尖牙如果有过度倾斜、移位,需要较强的支抗控制牙根很长的尖牙,由于牙弓中还有缺失牙,会出现支抗来源不足。如果尖牙同时伴有过长,对其进行压低也是非常困难的。双侧不对称缺失尖牙会使中线移位,单颗的尖牙要移动需要不对称支抗,必要时可以利用种植支抗,效果稳定可靠。

先天缺失磨牙的病例,在正畸治疗中可能是最为复杂的一个类型。一般情况下在一侧牙弓,最好能保留两对磨牙,从而保证咬合功能。咬合功能的保持是首要考虑的因素。但对于先天缺失磨牙的病例,这一标准有时会降低,在牙弓一侧能保留一对健康、有功能的磨牙,也可以作为正畸设计时的治疗目标。

先天缺牙患者由于长期的牙列缺失,剩余牙列承受了过度的咬合力,可见磨牙在年轻时就已过度磨耗,牙冠变短,治疗时首先要考虑正畸矫治器的固位问题,勉强粘接正畸矫治器,也经常会因为咬合空间较小而脱位。创造咬合空间、满足正畸粘接需要,是正畸操作主要内容之一。

对于孤立的单颗磨牙,不管这颗磨牙是第一磨牙,还是第二磨牙,都需要将这颗磨牙移动至最有利于咬合的位置。例如将单颗磨牙远中移动,成为孤立的磨牙,前方保留适当间隙来增加1颗前磨牙,以期和对颌有更多的咬合接触。

由于前部牙列缺损,末端的孤立磨牙经常是前倾或倒伏的,在矫治过程中,需要将孤立的磨牙直立,以恢复其咬合面的接触。正畸直立磨牙有各种技巧,正畸医师需要掌握这个非常实用的临床操作技术。利用固定矫治器,结合方丝弯制技术,或者配合一些辅助直立的装置,都可以实现磨牙直立。

4. Ⅳ类复杂先天缺牙的治疗原则　这类病例缺牙量大,严重影响咬合功能,甚至影响面型。治疗目标需要综合考虑美观、功能、周期、成本等多方面的因素。有些病例伴有综合征或其他疾病,需要结合其他症状,综合考虑轻重缓急来安排治疗。对于儿童,还需要考虑生长发育问题,恢复儿童的牙列功能对于颌骨的发育有非常积极的作用,这也是正畸治疗的意义所在。口颌系统的功能重建是一个系统工程,功能的完美重建离不开精细的诊断与操作,无论患者是否有明确的症状,都需要仔细判断肌肉、颞下颌关节、咬合三者的平衡代偿程度,口腔医学经常将此种治疗称为咬合重建,复杂的先天缺牙病例并不一定都需要咬合重建,但都需要用咬合重建的诊断思路去制订治疗方案。

五、先天缺牙病例的正畸治疗要点

1. 矫治器的选择　先天缺牙病例,口内牙列情况复杂,有恒牙也有乳牙,甚至畸形牙。乳牙在正畸治疗时原则上不加力,但由于没有继承恒牙,一般也不主动拔除,而是暂时性保留占据间隙,满足美观与功能。此时矫治恒牙跨度较大,正畸控制需要强度较大的矫治器,提供稳定、持续的加力。固定矫治器应该是最佳的选择。其中"2×4"技术作为固定矫治器的重要操作技术之一,常用于儿童的早期矫治,在牙列没有完全萌出之前,可以跳跃性地控制牙列的末端与前端,这种控制方法也同样适用于大量先天缺牙病例的治疗,且非常有效,这要求正畸医师有很好的弓丝弯制技巧和控制方式(见图4-0-7)。

2. 支抗的设计　支抗是正畸的灵魂,牙列是最简单的支抗,如果没有足够数量的牙齿,也就没有支抗的来源。针对先天缺牙的病例,要仔细分析移动牙与被移动牙之间的比例关系,合理设计支抗。支抗不足时,有许多手段可以增加支抗,正畸种植支抗更是一个"法宝",理论上可以解决任何支抗不足的问题。但另一方面,先天缺牙的病例并不一定就缺少支抗,由于移动牙和被移动牙都少,牙齿的数量只是影响支抗的表面因素。正畸如何操作连接缺牙两端的牙齿,需要稳定的力学机制设计。正畸常规用镍钛丝排齐牙列,但对先天缺失多颗牙的牙列,由于缺失牙齿跨度较大,镍钛丝没有足够硬度来保持牙弓的形态,在患者咀嚼过程中,很容易出现弯折脱出。解决的方法是直接用方钢丝排齐,用方钢丝控制牙弓。牙齿数目越少,越需要用较硬的弓丝将牙齿连接成一个整体,构成稳定的牙弓形态。较粗较硬的弓丝并不一定会带来较大的矫治力,需要有精确的弯制与结扎来实现有效的矫治力。用方钢丝作为初始弓丝并不新鲜，早期标准方丝弓矫治技术中，就是用方丝作为初始弓丝来排齐牙齿的。

3. 𬌗平面的控制　无论是正畸或修复治疗，患者咬合平面的确定都是一个重要的步骤。理论上整体确定𬌗平面有两种方式：一种是解剖𬌗平面；另一种是功能𬌗平面。功能𬌗平面要考虑患者后牙的咬合情况，解剖𬌗平面实际是对前后牙整体咬合做出的一个综合评价，这两种方式在先天缺牙病例设计治疗方案时，均需要考虑。由于患者后牙缺失，在治疗过程中就需要重新建立咬合方向和咬合高度，前牙在矫治后，要与后牙形成同样协调的𬌗平面，做到前后一致，从而达到功能𬌗平面和解剖𬌗平面相一致的要求。另外，正畸过程中可以通过𬌗平面的旋转来协调前后牙的高度问题。换句话说，在排齐整平牙列时，是选择升高后牙，还是压低前牙，取决于𬌗平面的设计，这样可以让临床治疗变得灵活而简单。

4. 磨牙直立技术　对于先天缺牙病例，最常见的磨牙问题是磨牙的倾斜，尤其是磨牙的近中前倾，需要在治疗过程中，恢复磨牙的轴倾度，也就是将磨牙直立。在正畸治疗中，直立磨牙已经有了成熟的技术。根据实际情况，可以有很多方式来进行磨牙的直立，推开间隙就是最简单的直立方式，如果要在矫治过程中保持磨牙牙冠不动，则需要在弓丝上，弯制后倾曲来达到磨牙的直立。后倾的方式，可以借助多种曲来完成，如欧米伽曲、T形曲或靴形曲。在直立磨牙的同时，需要防止磨牙的伸长，大部分情况下，磨牙直立和压低是在一起完成的，但对于先天缺牙的患者，由于磨牙的磨耗，垂直高度的降低，很多时候需要在直立磨牙的同时伸长磨牙，这与普通矫治病例有所不同（图4-0-6）。

5. 垂直距离的确定　对有垂直距离问题的先天缺牙患者，重新确定垂直距离和恢复垂直距离是非常困难的。从治疗原则上来讲，确定垂直距离应该是为最终修复体服务的，修复科医师应当协助确定患者的垂直距离，然后由正畸科医师在这个垂直距离下完成相应的牙齿移动，但两者的衔接存在实际操作的困难。而且在正畸过程中，正畸的治疗也会带来垂直距离的改变，也就是通常所谓的𬌗平面的旋转，即𬌗平面的升高或压低，使垂直距离发生相应的改变，这种改变对后期修复治疗是有利还是不利，则需要正畸医师和修复医师提前共同做出判断。在垂直距离得到基本确认后，需要借助一些临时修复体来维持这个距离，临时修复体可以是简单的可摘义齿，也可以是在个别牙上制作的临时嵌体，来维持垂直高度。临时修复体可以由修复科医师完成，也可以由正畸医师直接制作。这里需要强调的是一个多学科合作的概念，多学科合作并不见得一定是由多个学科的医师共同完成，而是需要专业技术人员掌握多学科的知识和多学科治疗的原则，在患者的诊疗过程中，按多学科的原则，整体设计患者的治疗方案，形成共同思路，由设计者本人与合作医师共同完成患者的治疗。

总之，多数牙先天缺失病例需要正畸与修复的联合诊断与设计。但在诊断上正畸和修复有不同的侧重点，正畸基于头影测量的诊断，可以更准确判断颌骨畸形的程度，尤其对于儿童病例更有意义。修复对于颞下颌关节、颌位的判断可以帮助正畸更有的放矢的治疗。整体治疗计划的确定也离不开患者的意愿与经济能力。严重先天缺失病例是典型的多学科合作病例，还需要两个学科之间更多的沟通与交流，以确定更标准化的治疗原则与流程。

最后，还有关于多学科合作专业技术之外的一点感想，即专业的分工对学科的发展是一种进步，但同时也限制了医师的思维。专科医师只喜欢做自己专业上有成就感的事情，对这类先天缺失大量牙齿的病例来说，正畸治疗难度高，而正畸后的效果却缺少美观的展示力，这些病例如果没有高水平的修复结果，很难得到同行的认可。为了患者的利益，也为了医师劳动成果的体现，真正意义上落实多学科合作的方式与方法，是十分重要与必须的。

（刘　怡）

第五章

单纯型恒牙先天缺失在混合牙列期的临床处理

混合牙列期是儿童牙列发展变化快速而重要的时期，对于单纯型恒牙先天缺失的儿童，可利用这一时期牙列正在发育的一些特点，针对不同类型的单纯型恒牙先天缺失的病例进行有针对性的治疗，以期恢复这一时期的牙列功能、美观，又能为颌面的发育及成年后的永久性治疗奠定基础。本章重点就混合牙列期单纯型恒牙先天缺失的临床处理进行阐述。

一、单纯型恒牙先天缺失

先天缺牙是指临床检查时可见口腔内部分或全部牙齿缺失，既往无牙齿脱落或拔牙史，且 X 线检查亦未见到该缺失牙的牙胚。按缺牙多少可分为：少牙（hypodontia agenesis），包括牙齿数目、形态、大小的异常及牙齿发育和萌出时间的异常；多数牙缺失（oligodontia），即除第三磨牙外，缺失 6 颗或更多牙齿的状态；无牙（anodontia）。按缺牙与全身疾病的关系可分为单纯型先天缺牙和伴综合征型先天缺牙。与缺牙相关的综合征有 100 多种，如：外胚层发育不良综合征、Axenfeld-Reiger 综合征、EEC 综合征（ectodermal dysplasia，ectrodactyly，cleft palate syndrome，EEC syndrome）等。单纯型恒牙先天缺失是指不伴皮肤、耳、眼及骨骼等其他系统异常的恒牙先天缺失，可同时伴有或不伴乳牙缺失。不同文献报道除第三磨牙外的恒牙先天缺失患病率为 0.3%～11.3%。关于牙齿缺失数目的研究中，Fekonja 发现缺牙患者中 29.2% 缺失 1 颗牙齿，58.5% 缺失 2 颗牙齿，缺失 3 颗或 3 颗以上者较少。关于最易缺牙的部位，有研究认为除了第三磨牙外，上颌侧切牙是最易缺失的牙齿，其次常见的缺失牙是下颌第二前磨牙；而另一些研究则认为下颌第二前磨牙是最易缺失的牙齿。朱俊霞等通过对 183 例单纯型恒牙先天缺失患者的临床资料进行分析发现，最易缺失的牙齿为下颌第二前磨牙，其次为下颌中切牙及上颌第二前磨牙；最不易缺失的牙齿是第一磨牙，其次是第二磨牙。

患者乳牙列期牙列比较稳定，往往在进入混合牙列初期，由于牙齿的替换异常就诊时，才发现患有单纯型恒牙先天缺失。很多临床医师对这些先天缺牙患者并未采取任何方法处理，而只是观察，直到恒牙列甚至成年后再进一步治疗。这样做不仅影响了牙列的完整、功能和美观，而且严重影响颌面部的发育，增加了成年后治疗的难度。混合牙列期是儿童牙列发展变化快速和重要的时期，可利用这一时期牙列正在发育的特点，对不同类型的单纯型恒牙先天缺失病例进行有针对性的治疗。

二、混合牙列期的牙列特点

（一）第一恒磨牙的萌出与建𬌗

1. 第一恒磨牙的萌出途径　上颌第一恒磨牙在上颌结节部位，𬌗面向下后方；下颌第一恒磨牙在下颌角弯曲部，𬌗面向前上方。上、下颌第一恒磨牙的萌出途径明显不同。

2. 乳牙列末端平面关系　分为垂直型、近中阶梯型、远中阶梯型3种类型。

以上两个方面对第一恒磨牙𬌗关系的建立均起着重要的作用。也可以通过这两个方面预测第一恒磨牙的𬌗关系。儿童6～7岁时第一恒磨牙在口腔内萌出，即与第二乳磨牙远中面接触，此时的状态是不稳定的尖对尖的远中关系，也称为混合牙列的暂时性错𬌗；12～13岁时，侧方牙列开始替换，由于下颌剩余间隙明显大于上颌，下颌第一恒磨牙明显近中移动，则第一恒磨牙的远中关系转变为中性关系。在混合牙列期，由于乳牙列的生理间隙、乳牙牙冠缺损（主要由龋齿所致）及乳牙早失，常导致第一恒磨牙近中移位。单纯型恒牙先天缺失常伴有乳牙的缺失，因为间隙的存在，也经常会发生第一恒磨牙近中移位的情况。

因此，针对单纯型恒牙先天缺失的患儿，在混合牙列期可应用功能性间隙保持器进行治疗，除了保持间隙、恢复功能外，更重要的是保持正常的𬌗关系，为成年后的永久修复奠定基础。

（二）恒切牙的替换和萌出

在第一恒磨牙萌出前后，下颌乳中切牙开始替换，4颗恒切牙近远中径的总和与乳切牙相比，上颌约宽7mm，下颌约宽5mm。伴随恒切牙的替换，前牙区域的间隙会出现变化，同时，牙弓前部的宽度也出现明显变化，特别是在下颌侧切牙至尖牙替换期，牙列内间隙将会缩小，呈拥挤状态。

因此，在这个时期用于治疗缺牙的功能性间隙保持器需定期更换，且设计的卡环不应该限制牙弓的发育。

1. 乳切牙区域的牙间隙　乳牙列的生理间隙在恒牙列形成时将会起到很大的作用，与闭锁型乳牙列相比，间隙型乳牙列会使替换的恒牙更易排列整齐。乳牙列缺少间隙将直接影响恒切牙的排列，发生牙列拥挤。

2. 尖牙部宽度的增加　在替牙期，上颌中切牙和下颌侧切牙萌出时，乳尖牙的牙弓宽度显著增加。

3. 牙列前部长度的增加　牙列前部长度，即同颌左右两侧中切牙切缘唇侧连线至左右两侧尖牙牙尖连线的垂直距离的增加，可为横径宽于乳牙的恒切牙的萌出提供间隙。

4. 切牙牙轴的变化　乳牙列与恒牙列的牙轴不同，一般乳牙的牙轴直立，而恒牙牙轴可向唇侧或颊侧倾斜。上、下颌中切牙构成的内角在乳牙约为150°，而在恒牙约为123°，即上、下颌恒切牙均明显向唇侧倾斜。因此，恒牙列牙弓周长增大，有利于横径较宽的恒切牙的排列。

5. 切牙替换期的暂时性错𬌗（ugly ducking stage）　上颌中切牙向外倾斜，中切牙间出现间隙。随着侧切牙及尖牙的萌出，切牙的牙轴逐渐从倾斜转为直立，正中间隙完全关闭。

（三）侧方牙列的替换

1. 剩余间隙（leeway space）　剩余间隙＝（C＋D＋E）－（3＋4＋5）（3＞C，4≤D，5＜E）（注：C为乳尖牙，D为第一乳磨牙，E为第二乳磨牙；3为恒尖牙，4为第一前磨牙，5为第二前磨牙）。上颌单侧剩余间隙为0.9～1.0mm，下颌单侧剩余间隙为1.7～2.0mm。剩余间隙有利于缓解前牙段的拥挤及调整磨牙关系。

2. 侧方牙列的替换顺序　上颌常见的顺序是4、3、5，也可以是3、4、5或4、5、3；下颌常见的顺序是3、4、5，若萌出顺序是4、3、5或4、5、3，则不能为牙列排齐提供间隙，而出现牙列拥挤。侧方牙列的替换顺序关系到能否有效地利用侧方牙列替换后的剩余间隙。

混合牙列期,在对一些需要首先关闭间隙的单纯型恒牙先天缺失病例进行治疗时,往往可利用侧方牙列的替换顺序这一时机来完成,能起到因势利导、事半功倍的效果。

（四）第二恒磨牙的萌出

第二恒磨牙的萌出多在侧方牙列替换完成后,与第一恒磨牙萌出的情况相同,近中殆向移动的萌出力可引起牙弓周长的缩短,关闭由于前磨牙替换产生的剩余间隙,最后形成牙弓周长缩短的恒牙列。第二恒磨牙萌出是一个关键的时期,萌出过程中向前和殆向的力会导致牙列间隙关闭,可利用这一特点关闭单纯型恒牙先天缺失导致的牙列间隙,达到良好的治疗效果。

三、单纯型恒牙先天缺失的治疗

牙齿先天缺失可直接造成牙弓不对称及牙间隙,而且由于上、下颌牙数目不协调,可造成殆关系紊乱、对颌牙弓拥挤等一系列错殆畸形,导致咀嚼和语言功能异常、影响美观等问题。单纯型恒牙先天缺失的治疗为序列治疗,需在多学科相互配合下共同完成,混合牙列期的针对性治疗非常关键。先天缺牙的治疗宜尽早进行,不仅能恢复功能及美观,有利于患者身心的发育,还可避免和减轻颅面部的发育异常。儿童时期的治疗应考虑年龄因素、牙列发育的时期及特点,以达到美观且不影响最终治疗效果的目的。这不仅需要患者保持良好的口腔卫生,积极治疗龋齿,监测颌骨发育,行必要的间隙保持及过渡性的义齿修复,还需要根据缺牙的数目、位置及患者的年龄等设计适当的矫治方法,保持间隙或集中间隙,使上下颌牙齿数目协调,重新建立正常的殆关系。从修复治疗方面应根据美观及功能的要求,通过测量殆平面、冠长度、冠根比,结合考虑余留牙的大小及位置、患者年龄等因素行局部义齿修复。对于儿童患者还应注意功能性保持器需定期更换,直至成年后行永久修复治疗。先天缺牙患者的种植治疗多在颌骨发育完成或接近完成后进行,以避免颌骨生长发育致种植体被包埋。但也有报道为了增加义齿的固位和稳定性,可早期植入种植钉,短期疗效较好,但缺乏长期的观察。为获得良好的美观效果,正畸、修复及种植治疗前多需要进行牙槽嵴增高术、上颌窦底提升术、下牙槽神经转位(transposition)术及正颌手术。

综上,单纯型恒牙先天缺失的临床治疗是一个序列过程,混合牙列期是这个过程中一个很关键的治疗阶段,这一重要时期的治疗可归纳为以下几个方面:①保持间隙;②先集中间隙,后进行间隙保持;③先矫治伴随的畸形,然后集中间隙,最后行间隙保持;④先矫治伴随的部分畸形,为最终矫治做准备;⑤利用牙列发育的特点,通过矫治完成最终治疗。

四、单纯型恒牙先天缺失针对性治疗的典型病例

（一）保持间隙

典型病例见图 5-0-1。对于前后牙覆殆、覆盖正常,殆关系正常,只是因部分恒牙先天缺失导致的牙列间隙相对集中,可采取直接的功能性间隙保持器进行治疗。一方面,保持间隙,恢复了殆关系、功能和美观;另一方面,也为成年后的修复奠定了基础。需要强调的是,混合牙列期是一个快速变化的牙列时期,不仅需要定期复查,而且随着牙列的发育还需要定期更换功能性间隙保持器。

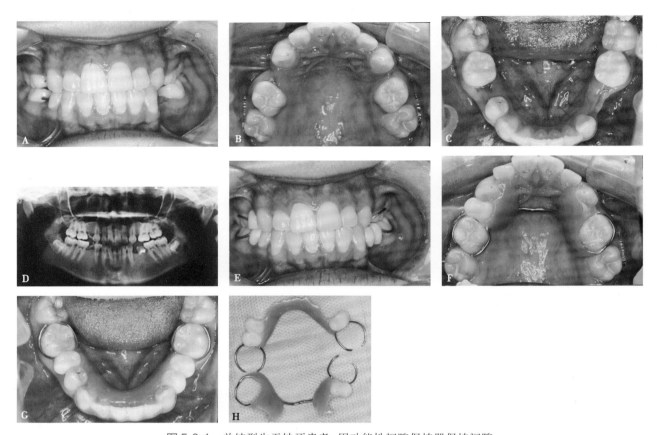

图 5-0-1 单纯型先天缺牙患者,用功能性间隙保持器保持间隙
A. 戴保持器前口内正面像 B. 戴保持器前上颌𬌗面像 C. 戴保持器前下颌𬌗面像 D. 全口牙位曲面体层片 E. 戴保持器后口内正面像 F. 戴保持器后上颌𬌗面像 G. 戴保持器后下颌𬌗面像 H. 保持器

(二)先集中间隙,后进行间隙保持

典型病例见图 5-0-2。对于前后牙覆𬌗、覆盖正常,𬌗关系正常,只是因部分恒牙先天缺失导致牙列出现的散在间隙,且多不集中,此时直接进行功能性间隙保持器治疗不能达到较好的效果。因此,应采用先集中间隙,后再行间隙保持的治疗措施。首先,可用固定矫治器或活动矫治器将散在的间隙集中,之后再行功能性间隙保持器的治疗。这样一方面保持了正常的间隙,避免了成年后永久修复的困难;另一方面,恢复了𬌗关系、功能和美观,为成年后的修复奠定了基础。同样应定期更换功能性间隙保持器。

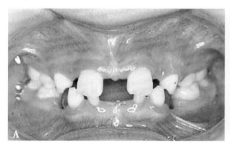
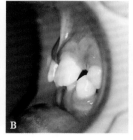
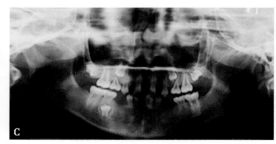

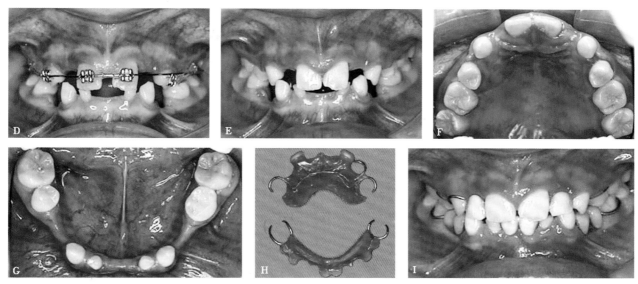

图 5-0-2　先集中间隙后进行保持的病例

A. 治疗前口内正面像　B. 治疗前口内侧面像　C. 全口牙位曲面体层片　D. 正畸过程中口内正面像　E. 正畸后口内正面像　F. 正畸后上颌𬌗面像　G. 正畸后下颌𬌗面像　H. 间隙保持器　I. 戴保持器后口内正面像

（三）先矫治伴随的畸形，然后集中间隙，最后行间隙保持

典型病例见图 5-0-3。有些病例除了因部分恒牙先天缺失导致牙列出现散在间隙外，还伴有错𬌗畸形（如前牙或前后牙反𬌗等），影响颌面部的正常发育。在混合牙列期出现上述发育异常对颌面部的影响更大。对这些病例首先应矫治错𬌗畸形，避免对牙列的发育产生进一步的影响，其次应将散在的间隙集中，最后行功能性间隙保持器的治疗，并应定期更换功能性间隙保持器。

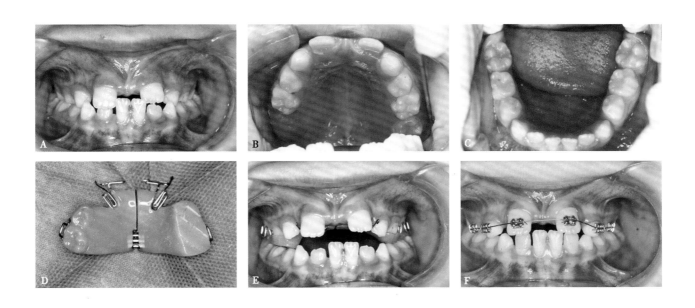

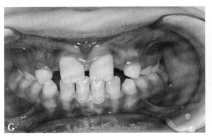
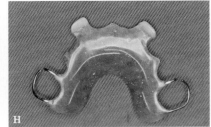
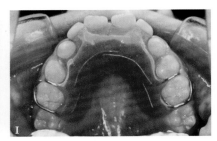
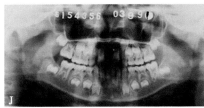

图 5-0-3 先矫治错𬌗畸形，再集中间隙并保持的病例

A. 正畸前口内正面像　B. 正畸前上颌𬌗面像　C. 正畸前下颌𬌗面像　D. 矫治器　E. 戴矫治器口内正面像　F. 通过正畸治疗集中间隙　G. 集中间隙后口内正面像　H. 间隙保持器　I. 戴间隙保持器后上颌𬌗面像　J. 全口牙位曲面体层片

（四）先矫治伴随的部分畸形，为最终矫治做准备

典型病例见图 5-0-4，部分恒牙先天缺失（15、25、35），46 水平阻生，85 固连，45 发育异常，牙列拥挤。治疗设计，首先利用 46 牙根接近形成且处于牙根正在发育期的特征，矫治使其直立，为将来正畸治疗做准备；正畸治疗可考虑减数矫治（拔除 55、65、75、85、45）。混合牙列期的单纯型恒牙先天缺失的病例，除了一般的错𬌗畸形外，还可伴有牙齿萌出和发育异常等现象。混合牙列期的牙根多尚未发育完成。因此，此期首先要选择合适的时间对这些萌出和发育异常的牙进行治疗，治疗过程中，除了利用矫治力外，更多的是利用牙齿自身的萌出潜力，这样往往能起到因势利导的作用，以达到事半功倍的效果；在此基础上再进一步对这些病例的错𬌗畸形进行正畸治疗，既可缩短治疗周期，又可显著降低治疗难度。

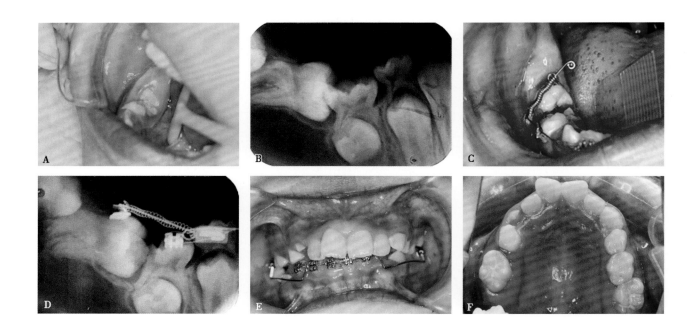

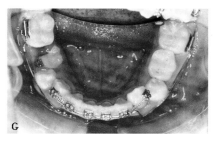
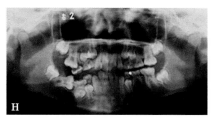
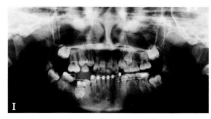

图 5-0-4　利用自身萌出潜力，先矫正部分畸形的病例

A. 矫治前口内右下后牙情况　B. X 线片显示 36 水平阻生　C. 安放矫治器　D. 右下后牙戴矫治器的根尖片　E. 正畸牵引时口内正面像　F. 正畸牵引时上颌𬌗面像　G. 正畸牵引时下颌𬌗面像　H. 正畸牵引前全口牙位曲面体层片　I. 正畸牵引时全口牙位曲面体层片

（五）利用牙列发育的特点，通过矫治完成最终治疗

典型病例见图 5-0-5，部分恒牙先天缺失（14、15、24、25、35、45），54、64 残冠，55、65 牙根完好，前牙和后牙覆𬌗、覆盖正常，只有间隙问题，17、27、37、47 将要萌出。治疗设计：减数 54、64、75、85，保留 55 和 65，利用第二恒磨牙的萌出力和矫治器关闭间隙，以达到最终的治疗目的。对于前、后牙覆盖和覆𬌗正常、只是少数恒牙先天缺失、存在滞留乳牙，可伴有散在间隙的先天缺牙病例。一方面可以保留牙根完好的滞留乳牙，使这

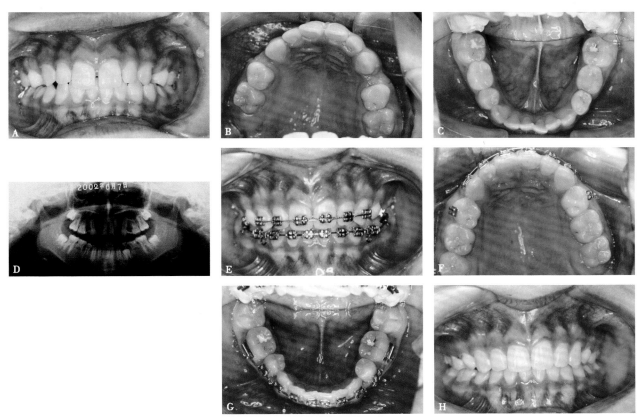

图 5-0-5　利用牙列发育特点，通过矫治完成最终治疗的病例

A. 正畸前口内正面像　B. 正畸前上颌𬌗面像　C. 正畸前下颌𬌗面像　D. 正畸前全口牙位曲面体层片　E. 正畸时口内正面像　F. 正畸时上颌𬌗面像　G. 正畸时下颌𬌗面像　H. 正畸后口内正面像

些牙齿继续行使功能;另一方面可考虑对称的需要,减数牙根已吸收的滞留乳牙;最后可以充分利用侧方牙列替换、第二恒磨牙萌出及牙列发育的自然力量,并配合应用矫治器,自然地关闭间隙,以建立正常的殆关系,达到最终的治疗目的。往往经过这样治疗的病例保持时间短,且不容易复发。如果这些病例等到恒牙列再进行治疗,其难度和所需时间都会增加,同时保持的时间也会相应延长。

总之,单纯型恒牙先天缺失的临床治疗是序列治疗,混合牙列期有针对性地进行早期干预和治疗是这个序列治疗中最为重要和关键的一部分。如果在此阶段内不抓紧治疗,不仅会对牙列、颌面甚至全身发育造成不良影响,还会给成年后的永久修复增加难以想象的难度和复杂性。

(郑树国)

第六章

先天缺牙的遗传学咨询

牙齿发育异常（tooth agenesis；OMIM# 106600）是指不同程度的先天性牙齿缺失和／或形态、结构改变以及萌出异常，多见于恒牙列。先天性牙齿缺失属于牙齿数目发育异常，是指临床检查口内牙齿部分或全部缺失，既往没有牙齿脱落或拔牙史，X线检查亦未见颌骨内存在该缺失牙的牙胚。恒牙先天缺失的患病率为1.6%～9.6%（不计第三磨牙）。依据牙齿缺失的数目将先天缺牙分为少数牙缺失、多数牙缺失和全口牙缺失；另外，根据是否伴有其他器官的发育异常，可分为综合征型和单纯型两类。牙齿发育的过程受到多种信号通路及基因的调控，也与环境、药物、辐射及感染等有关，但先天缺牙的最主要致病因素是调控牙齿发育的基因发生突变，导致调控牙齿发育的相关蛋白发生变化，不能正常调控牙胚的发生及发育。罹患先天缺牙的患者通常受颌骨发育异常、咀嚼功能减弱、发音不准确、美观欠佳及心理等问题的困扰。此外，基于遗传病的终生性和难治性，患者及其家庭长期甚至终生需承担巨大的心理、经济压力。因此，在给患者进行标准化的临床检查与诊疗时，可为患者提供相关的遗传咨询服务，以确定先天缺牙的致病基因，并对其后代的再发风险进行预测，有利于产前遗传咨询和相关检查的实施，以达到早期诊断、早期治疗的目的，并制订出完善的治疗计划，来提高患者口腔功能、美观和生活质量。

遗传咨询是一个帮助人们理解遗传因素对疾病发生的作用以及该作用对医学、心理及家庭等方面的影响的过程。这一过程通常包括：通过对家族史的解释说明来评估疾病的发生或再发风险；进行有关疾病的遗传、实验室检测、治疗处理及预防的教育，并提供与疾病有关的研究内容及互助团体；辅导、促进知情选择和对所患疾病及其再发风险的逐步认知和接受。遗传咨询需遵循自愿、平等、教育咨询者、非指导性、知情选择和知情同意、尊重咨询者隐私等基本原则。这项工作通常由专业的遗传咨询专家执行，然而当下我国口腔门诊中尚少有专业的临床遗传学家。现绝大部分的遗传咨询工作是依赖于口腔专科医师及遗传学专家来进行的。针对先天缺牙患者，临床上如何进行专业的遗传咨询仍是一个困惑大多数口腔科医师的现实问题。本章将从先天缺牙的诊断、遗传学检查流程及方法等方面进行介绍，为该遗传病的遗传咨询提供科学指导。

一、先天缺牙的临床诊断

先天缺牙的诊断是进行相关遗传咨询的基础，可分为临床诊断和实验室诊断，即基因诊断。临床诊断可根据患者及其家属的口腔表现进行。根据是否有全身伴发症状，先天缺牙常被分为：单纯型先天缺牙（或非综合征型先天缺牙），指仅有牙齿的先天缺失这一临床表现；综合征型先天缺牙，指除有牙齿先天缺失这一表现外，还有其他器官系统发育异常，常见的有少汗型外胚层发育不良（OMIM 305100）、OODD 综合征（OMIM 257980）、Axenfeld-Rieger 综合征（OMIM 180500）等。先天缺牙患者可为散发，也可为家族性先天缺牙。散发的先天缺牙最常见的牙位是第三磨牙，人群中第三磨牙的缺失率约为 20%；其次是上下颌的第二前磨牙及上颌侧切牙，在人群中的发生率为 5%～10%。家族性的先天缺牙患者的表现通常较散发者重，缺牙数目更多。因致病基因的不同，家族性先天缺牙的遗传方式包括常染色体显性遗传、常染色体隐性遗传、X 连锁隐性遗传等。根据对患者现病史及其家族史的采集、常规口腔检查，再辅以影像学检查，可做出临床诊断。其中家族史的获取是遗传咨询过程中极其重要的一部分，根据家族史的收集可绘制出家系图谱，利于明确遗传方式，为基因诊断打下基础。

做出临床诊断后，可依据临床表型（缺牙数目多寡及缺牙部位）、诊断结果及其遗传方式进行相关文献的检索，初步寻找出可能的致病基因，为先天缺牙的分子遗传学诊断提供线索。

二、先天缺牙的遗传咨询

（一）先天缺牙基因诊断前的遗传咨询

患者在经过临床诊断后，在行分子遗传学诊断前，需进行遗传咨询。此时遗传咨询人员必须遵守非指导性、自愿、平等、教育咨询者、知情选择和知情同意、尊重咨询者隐私等原则，由患者本人或其家属自主决定采用某种诊断技术。在实验室诊断前进行遗传咨询的主要目的是向患者及其家属解释先天缺牙的遗传背景及遗传方式，基因诊断的目的和意义、方法、费用、准确率等。在患者及其家属理解并同意后，共同签署经过伦理审查的知情同意书。

（二）先天缺牙基因诊断

目前用于基因诊断最常见的方法是聚合酶链式反应（PCR）技术及其衍生出的二代测序等技术。DNA 诊断是基因诊断的金标准，随着机械设备和计算机软件的逐渐优化，DNA 直接测序已经在临床上得到越来越广泛的应用。

进行基因诊断需要患者及其家属提供外周血，以从中抽提基因组 DNA。通过文献检索发现可能的致病基因，设计 PCR 引物，引物的设计应包含待测基因的所有编码外显子区域并具有特异性。扩增产物通过 DNA 测序技术，对比患者与正常对照之间是否存在碱基突变，该种碱基突变是否对该基因编码的蛋白序列或结构造成影响，从而作出实验室诊断。对于难以确定可能致病基因或未能通过以上方法发现致病基因的患者，可选择进行全外显子组测序或全基因组测序发现可能与先天缺牙相关的致病基因。

（三）先天缺牙基因诊断后的遗传咨询

该过程需要遗传咨询者遵循以下原则：遗传咨询人员应态度亲切，密切注意咨询对象的心理状态，并予以必要的心理疏导及情感支持；应尊重咨询对象的隐私权，对咨询对象提供的病史和家族史给予保密。遵循知情同意的原则，尽可能让咨询对象了解疾病可能的发生风险、目前可采用的预防方法有哪些等。是否采用某项诊断技术或预防方法应由患者本人或其家属自主决定。

此时的遗传咨询内容侧重于解释以下方面：

1．该病的发生　解释基因诊断结果，说明是由于致病基因突变导致该基因功能变化，进而对牙齿发育过程造成了不可逆的影响。

2．治疗方法　目前尚无有效的治疗方法，但可选择通过义齿修复缺失牙齿，来恢复美观和口腔功能。

3．子代再发风险　根据基因诊断结果，解释说明遗传方式。根据遗传方式预判子代罹患先天缺牙的概率。常见的导致先天缺牙的基因及遗传方式如下：

（1）*EDA* 基因：*EDA* 基因的突变可导致单纯型先天缺牙或少汗性外胚层发育不良，其遗传方式主要为 X 连锁隐性遗传，因此携带 *EDA* 突变的男性为患者，而女性为携带者。女性 *EDA* 突变携带者与正常人的子代若为男性，则有 1/2 的概率罹患先天缺牙；子代若为女性，则有 1/2 的概率为突变携带者。男性 *EDA* 突变患者与正常人的子代若为男性，则全为正常人；子代若为女性，则全为突变携带者。

（2）*PAX9，MSX1，AXIN2* 基因：*PAX9，MSX1，AXIN2* 基因的突变可导致单纯型先天缺牙，其遗传方式为常染色体显性遗传。患者的子代有 1/2 的概率再次罹患先天缺牙，且与性别无关。

（3）*WNT10A* 基因：*WNT10A* 基因的突变可导致单纯型先天缺牙，其遗传方式可为常染色体显性遗传。患者的子代有 1/2 的概率可再次罹患先天缺牙，且与性别无关。*WNT10A* 基因的突变也可导致综合征型先天缺牙，如 Schöpf-Schulz-Passarge 综合征（Schöpf-Schulz-Passarge syndrome）和牙 - 甲 - 皮肤发育不良（odonto-onycho-dermal dysplasia），其遗传方式通常为常染色体隐性遗传，父母若均携带 *WNT10A* 单等位基因突变，子代有 1/4 的概率可能罹患综合征型先天缺牙，常见于父母为近亲结婚的情况。

4．预防　植入前产前诊断与产前诊断是目前最常见的遗传病预防方法，可在孕早、中期采用 DNA 分析技术对胎儿进行遗传学检测，判断受检胎儿是否为先天缺牙的受累个体。

随着遗传学诊断技术的飞速发展及相关知识的普及，越来越多的先天缺牙患者，尤其是处在孕龄育龄的患者，期望在接受诊疗的同时，了解该病的发生发展原因及其预防、治疗手段。此时，专业的遗传咨询服务就显得尤为重要。进行遗传咨询工作时，应遵守其基本原则及相关法律法规，给出诊断及风险评估结果，对患者及其家属进行医学、遗传知识教育，提供先天缺牙相关的研究进展。对于心理负担较重的患者，临床医师在进行遗传咨询时应注意帮助疏导，遇到心理反应过激的，应将咨询者介绍到专门的遗传病和出生缺陷的心理治疗机构。

（韩　冬）

参 考 文 献

1. 冯海兰，张晓霞，吴华. 先天缺牙的研究进展. 北京大学学报（医学版），2007，39（001）：13-17.

2. 王莹，赵红珊，张晓霞，等. 少汗性外胚叶发育不全（HED）家系 ED1 基因的突变检测. 北京大学学报（医学版），2003，035（004）：419-422.

3. WANG Y，ZHAO H，ZHANG X，et al. Novel identification of a four-base-pair deletion mutation in PITX2 in a Rieger syndrome family. J Dent Res，2003，82（12）：1008-1012.

4. CHANG H，WEI J，WANG Y，et al. Restorative treatment strategies for patients with cleidocranial dysplasia. Acta Odontol Scand，2015，73（6）：447-453.

5. VASTARDIS H，KARIMBUX N，GUTHUA S W，et al. A human MSX1 homeodomain missense mutation causes selective tooth agenesis. Nat Genet，1996，13（4）：417-421.

6. AHMAD W，BRANCOLINI V，UL FAIYAZ M F，et al. A locus for autosomal recessive hypodontia with associated dental anomalies maps to chromosome 16q12.1. Am J Hum Genet，1998，62（4）：987-991.

7. NIEMINEN P，ARTE S，TANNER D，et al. Identification of a nonsense mutation in the PAX9 gene in molar oligodontia. Eur J Hum Genet，2001，9（10）：743-746.

8. FRAZIER-BOWERS S A，GUO D C，CAVENDER A，et al. A novel mutation in human PAX9 causes molar oligodontia. J Dent Res，2002，81（2）：129-133.

9. NIEMINEN P，ARTE S，PIRINEN S，et al. Gene defect in hypodontia: exclusion of MSX1 and MSX2 as candidate genes. Hum Genet，1995，96（3）：305-308.

10. ARTE S，NIEMINEN P，APAJALAHTI S，et al. Characteristics of incisor-premolar hypodontia in families. J Dent Res，2001，80（5）：1445-1450.

11. LIU W，WANG H，ZHAO S，et al. The novel gene locus for agenesis of permanent teeth（He-Zhao deficiency）maps to chromosome 10q11.2. J Dent Res，2001，80（8）：1716-1720.

12. TAO R，JIN B，GUO S Z，et al. A novel missense mutation of the EDA gene in a Mongolian family with congenital hypodontia. J Hum Genet，2006，51（5）：498-502.

13. TARPEY P，PEMBERTON T J，STOCKTON D W，et al. A novel Gln358Glu mutation in ectodysplasin A associated with X-linked dominant incisor hypodontia. Am J Med Genet A，2007，143（4）：390-394.

14. SINGER S L，HENRY P J，LANDER I D. A treatment planning classification for oligodontia. Int J Prosthodont，2010，23（2）：99-106.

15. 吴华，冯海兰. 6 453 名 17～21 岁青年人恒牙发育异常的调查. 中华口腔医学杂志，2005，040（006）：489-490.

16. POLDER B J，VAN'T HOF M A，VAN DER LINDEN F P，et al. A meta-analysis of the prevalence of dental agenesis of permanent teeth. Community Dent Oral Epidemiol，2004，32（3）：217-226.

17. NIEMINEN P. Genetic basis of tooth agenesis. J Exp Zool B Mol Dev Evol，2009，312B（4）：320-342.

18. ZHANG J，LIU H，ZHANG X，et al. Prevalence of tooth agenesis in adolescent Chinese populations with or without orthodontics. Chin J Dent Res，2015，18（1）：59-65.

19. 张晓霞，冯海兰. 多个牙先天缺失的病例分析及临床分型. 中华口腔医学杂志，2003，04：266-268.

20. HUNTER D J. Gene-environment interactions in human diseases. Nat Rev Genet，2005，6（4）：287-298.

21. THESLEFF I. The genetic basis of tooth development and dental defects. Am J Med Genet A，2006，140（23）：2530-2535.

22. SONG S，HAN D，QU H，et al. EDA gene mutations underlie non-syndromic oligodontia. J Dent Res，2009，88（2）：126-131.

23. HAN D，GONG Y，WU H，et al. Novel EDA mutation resulting in X-linked non-syndromic hypodontia and the pattern of EDA-associated isolated tooth agenesis. Eur J Med Genet，2008，51（6）：536-546.

24. VAN DEN BOOGAARD M J，DORLAND M，BEEMER F A，et al. MSX1 mutation is associated with orofacial clefting and tooth agenesis in humans. Nat Genet，2000，24（4）：342-343.

25. JUMLONGRAS D，BEI M，STIMSON J M，et al. A nonsense mutation in MSX1 causes Witkop syndrome. Am J Hum Genet，2001，69（1）：67-74.

26. WONG S，LIU H，HAN D，et al. A novel non-stop mutation in MSX1 causing autosomal dominant non-syndromic oligodontia. Mutagenesis，2014，29（5）：319-323.

27. STOCKTON D W，DAS P，GOLDENBERG M，et al. Mutation of PAX9 is associated with oligodontia. Nat Genet，2000，24（1）：18-19.

28. WANG Y，WU H，WU J，et al. Identification and functional analysis of two novel PAX9 mutations. Cells Tissues Organs，2009，189（1-4）：80-87.

29. LAMMI L，ARTE S，SOMER M，et al. Mutations in AXIN2 cause familial tooth agenesis and predispose to colorectal cancer. Am J Hum Genet，2004，74（5）：1043-1050.

30. BERGENDAL B，KLAR J，STECKSÉN-BLICKS C，et al. Isolated oligodontia associated with mutations in EDARADD，AXIN2，MSX1，and PAX9 genes. Am J Med Genet A，2011，155A（7）：1616-1622.

31. MARVIN M L，MAZZONI S M，HERRON C M，et al. AXIN2-associated autosomal dominant ectodermal dysplasia and neoplastic syndrome. Am J Med Genet A，2011，155A（4）：898-902.

32. WONG S，LIU H，BAI B，et al. Novel missense mutations in the AXIN2 gene associated with non-syndromic oligodontia. Arch Oral Biol，2014，59（3）：349-353.

33. ADAIMY L，CHOUERY E，MEGARBANE H，et al. Mutation in WNT10A is associated with an autosomal recessive ectodermal dysplasia: the odonto-onycho-dermal dysplasia. Am J Hum Genet，2007，81（4）：821-828.

34. VAN DEN BOOGAARD M J，CRÉTON M，BRONKHORST Y，et al. Mutations in WNT10A are present in more than half of isolated hypodontia cases. J Med Genet，2012，49（5）：327-331.

35. SONG S，ZHAO R，HE H，et al. WNT10A variants are associated with non-syndromic tooth agenesis in the general population. Hum Genet，2014，133（1）：117-124.

36. YU P，YANG W，HAN D，et al. Mutations in WNT10B Are Identified in Individuals with Oligodontia. Am J Hum Genet，2016，99（1）：195-201.

37. HE H，HAN D，FENG H，et al. Involvement of and interaction between WNT10A and EDA mutations in tooth agenesis cases in the Chinese population. PLoS One，2013，8（11）：e80393.

38. ZHANG X，PENG D，FENG H. Prosthodontic Treatment for Severe Oligodontia with Long-term Follow-up. Chin J Dent Res，2015，18（3）：163-169.

39. LAATIKAINEN T，RANTA R. Hypodontia in twins discordant or concordant for cleft lip and/or palate. Scand J Dent Res，1994，102（2）：88-91.

40. BROOK A H. Multilevel complex interactions between genetic，epigenetic and environmental factors in the aetiology of anomalies of dental development. Arch Oral Biol，2009，54（Suppl 1）：S3-17.

41. SOFAER J A, CHUNG C S, NISWANDER J D, et al. Developmental interaction, size and agenesis among permanent maxillary incisors. Hum Biol, 1971, 43（1）: 36-45.

42. LI Y, HAN D, ZHANG H, et al. Morphological analyses and a novel de novo DLX3 mutation associated with tricho-dento-osseous syndrome in a Chinese family. Eur J Oral Sci, 2015, 123（4）: 228-234.

43. HOBKIRK J A, BROOK A H. The management of patients with severe hypodontia. J Oral Rehabil, 1980, 7（4）: 289-298.

44. LARMOUR C J, MOSSEY P A, THIND B S, et al. Hypodontia--a retrospective review of prevalence and etiology. Part I. Quintessence Int, 2005, 36（4）: 263-270.

45. OĞUZ A, CETINER S, KARADENIZ C, et al. Long-term effects of chemotherapy on orodental structures in children with non-Hodgkin's lymphoma. Eur J Oral Sci, 2004, 112（1）: 8-11.

46. AL-ANI A H, ANTOUN J S, THOMSON W M, et al. Hypodontia: An Update on Its Etiology, Classification, and Clinical Management. Biomed Res Int, 2017, 2017: 9378325.

47. WONG SW, HAN D, ZHANG H, et al. Nine Novel PAX9 Mutations and a Distinct Tooth Agenesis Genotype-Phenotype. J Dent Res, 2018, 97（2）: 155-162.

48. MASSINK M P, CRÉTON M A, SPANEVELLO F, et al. Loss-of-Function Mutations in the WNT Co-receptor LRP6 Cause Autosomal-Dominant Oligodontia. Am J Hum Genet, 2015, 97（4）: 621-626.

49. KANTAPUTRA P N, KAEWGAHYA M, HATSADALOI A, et al. GREMLIN 2 Mutations and Dental Anomalies. J Dent Res, 2015, 94（12）: 1646-1652.

50. 刘浩辰, 冯海兰. 先天缺牙遗传学病因机制研究进展. 口腔生物医学, 2017, 8（1）: 37-43.

51. 于世凤, 高岩. 口腔组织学与病理学. 北京: 北京大学医学出版社, 2005.

52. ZHANG J, HAN D, SONG S, et al. Correlation between the phenotypes and genotypes of X-linked hypohidrotic ectodermal dysplasia and non-syndromic hypodontia caused by ectodysplasin-A mutations. Eur J Med Genet, 2011, 54（4）: e377-382.

53. LI F, LIU Y, LIU H, et al. Phenotype and genotype analyses in seven families with dentinogenesis imperfecta or dentin dysplasia. Oral Dis, 2017, 23（3）: 360-366.

54. PIRINEN S, THESLEFF I. Development of the dentition. //THILANDER B, RÖNNING O. Introduction to Orthodontics. Stockholm: Lic Förlag, 1995: 41-43.

55. THIND B S, STIRRUPS D R, FORGIE A H, et al. Management of hypodontia: orthodontic considerations（II）. Quintessence Int, 2005, 36（5）: 345-353.

56. FORGIE A H, THIND B S, LARMOUR C J, et al. Management of hypodontia: restorative considerations. Part III. Quintessence Int, 2005, 36（6）: 437-445.

57. 王莹, 吴华, 张晓霞, 等. 家族性锁骨颅骨发育不全的基因突变检测. 中华口腔医学杂志, 2005, 40（006）: 459-462.

58. GOODMAN J R, JONES S P, HOBKIRK J A, et al. Hypodontia: 1. Clinical features and the management of mild to moderate hypodontia. Dental Update, 1994, 21: 381-384.

59. PINHO T, TAVARES P, MACIEL P, et al. Developmental absence of maxillary lateral incisors in the Portuguese population. Eur J Orthod, 2005, 27（5）: 443-449.

60. BROOK A H. A unifying aetiological explanation for anomalies of human tooth number and size. Arch Oral Biol, 1984, 29（5）: 373-378.

61. PECK S, PECK L, KATAJA M. Mandibular lateral incisor-canine transposition, concomitant dental anomalies, and genetic control. Angle Orthod, 1998, 68（5）: 455-466.

62. HASELDEN K, HOBKIRK J A, GOODMAN J R, et al. Root resorption in retained deciduous canine and molar teeth without permanent successors in patients with severe hypodontia. Int J Paediatr Dent, 2001, 11（3）: 171-178.

63. BEN-BASSAT Y, BRIN I. Skeletal and dental patterns in patients with severe congenital absence of teeth. Am J Orthod Dentofacial Orthop, 2009, 135（3）: 349-356.

64. ENDO T，OZOE R，YOSHINO S，et al. Hypodontia patterns and variations in craniofacial morphology in Japanese orthodontic patients. Angle Orthod，2006，76（6）：996-1003.

65. BONDARETS N，JONES R M，MCDONALD F. Analysis of facial growth in subjects with syndromic ectodermal dysplasia：a longitudinal analysis. Orthod Craniofac Res，2002，5（2）：71-84.

66. 何慧莹，刘洋，韩冬，等. 先天性牙齿缺失患者 EDA 基因突变检测及其表型性分析. 北京大学学报（医学版），2016，48（4）：686-691.

67. HOBKIRK J A，GOODMAN J R，JONES S P. Presenting complaints and findings in a group of patients attending a hypodontia clinic. Br Dent J，1994，177（9）：337-339.

68. SHEN W，HAN D，ZHANG J，et al. Two novel heterozygous mutations of EVC2 cause a mild phenotype of Ellis-van Creveld syndrome in a Chinese family. Am J Med Genet A，2011，155A（9）：2131-2136.

69. FAN Z，SUN S，LIU H，et al. Novel PITX2 mutations identified in Axenfeld-Rieger syndrome and the pattern of PITX2-related tooth agenesis. Oral Dis，2019，25（8）：2010-2019.

70. YU M，WANG H，FAN Z，et al. BMP4 mutations in tooth agenesis and low bone mass. Arch Oral Biol，2019，103：40-46.

71. YU M，LIU Y，LIU H，et al. Distinct impacts of bi-allelic WNT10A mutations on the permanent and primary dentitions in odonto-onycho-dermal dysplasia. Am J Med Genet A，2019，179（1）：57-64.

72. LIU H，DING T，ZHAN Y，et al. A Novel AXIN2 Missense Mutation Is Associated with Non-Syndromic Oligodontia. PLoS One，2015，10（9）：e0138221.

73. ZENG L，WEI J，ZHAO N，et al. A Novel 18-bp in-frame deletion mutation In RUNX2 cause Cleidocranial Dysplasia. Archives of Oral Biology，2017，10：1016-1020.

74. 王皓，刘洋，刘浩辰，等. 先天性缺牙患者中 BMP2 基因突变检测及功能分析. 北京大学学报（医学版），2019，51（01）：9-15.

75. ALBERS D D. Ankylosis of teeth in the developing dentition. Quintessence Int，1986，17（5）：303-308.

76. BREARLEY L J，MCKIBBEN D H. Ankylosis of primary molar teeth. I. Prevalence and characteristics. ASDC J Dent Child，1973，40（1）：54-63.

77. KRAMER F J，BAETHGE C，TSCHERNITSCHEK H. Implants in children with ectodermal dysplasia：a case report and literature review. Clin Oral Implants Res，2007，18（1）：140-146.

78. BECKTOR K B，BECKTOR J P，KELLER E E. Growth analysis of a patient with ectodermal dysplasia treated with endosseous implants：a case report. Int J Oral Maxillofac Implants，2001，16（6）：864-874.

79. BJÖRK A，SKIELLER V. Facial development and tooth eruption. An implant study at the age of puberty. Am J Orthod，1972，62（4）：339-383.

80. TAI C C，SUTHERLAND I S，MCFADDEN L. Prospective analysis of secondary alveolar bone grafting using computed tomography. J Oral Maxillofac Surg，2000，58（11）：1241-1249；discussion 1250.

81. KEARNS G，PERROTT D H，SHARMA A，et al. Placement of endosseous implants in grafted alveolar clefts. Cleft Palate Craniofac J，1997，34（6）：520-525.

82. HÖGBERG G，LAGERHEIM B，SENNERSTAM R. The 9-year crisis reflected at a rehabilitation center，at a child health care center and at a child and adolescent psychiatric center. Lakartidningen，1986，83（22）：2038-2042.

83. RUIZ-MEALIN E V，PAREKH S，JONES S P，et al. Radiographic study of delayed tooth development in patients with dental agenesis. Am J Orthod Dentofacial Orthop，2012，141（3）：307-314.

84. DJEMAL S，SETCHELL D，KING P，et al. Long-term survival characteristics of 832 resin-retained bridges and splints provided in a post-graduate teaching hospital between 1978 and 1993. J Oral Rehabil，1999，26（4）：302-320.

85. HUSSEY D L，LINDEN G J. The clinical performance of cantilevered resin-bonded bridgework. J Dent，1996，24（4）：251-256.

86. ANDREASEN J O，PAULSEN H U，YU Z，et al. A long-term study of 370 autotransplanted premolars. Part Ⅳ. Root development subsequent to transplantation. Eur J Orthod，1990，12（1）：38-50.

87. AÇIKGÖZ A, KADEMOGLU O, ELEKDAG-TÜRK S, et al. Hypohidrotic ectodermal dysplasia with true anodontia of the primary dentition. Quintessence Int, 2007, 38（10）: 853-858.

88. HOBKIRK J A, GILL D S, JONES S P, et al. Hypodontia: A Team Approach to Management. Oxford: Wiley-Blackwell, 2011.

89. ZHANG L, YU M, WONG S W, et al. Comparative analysis of rare EDAR mutations and tooth agenesis pattern in EDAR- and EDA-associated nonsyndromic oligodontia. Hum Mutat, 2020, 41（11）: 1957-1966.

90. ZHENG J, LIU H, ZHAN Y, et al. Tooth defects of EEC and AEC syndrome caused by heterozygous TP63 mutations in three Chinese families and genotype-phenotype correlation analyses of TP63-related disorders. Mol Genet Genomic Med, 2019, 7（6）: e704.

91. GE Y, YEH I T, WONG S, et al. Occlusal Rehabilitation in a Patient with Oligodontia and Microdontia using Implants and Full-Ceramic Restorations: A Clinical Report. Chin J Dent Res, 2019, 22（4）: 281-285.

92. SUBTELNY J D. Early Orthodontic Treatment. Portland: Quintessence, 2000.

93. LI J L, KAU C, WANG M. Changes of occlusal plane inclination after orthodontic treatment in different dentoskeletal frames. Prog Orthod, 2014, 15（1）: 41.

94. JACOBSON A. Psychology and early orthodontic treatment. Am J Orthod, 1979, 76（5）: 511-529.

95. PERILLO L, PADRICELLI G, ISOLA G, et al. Class Ⅱ malocclusion division 1: a new classification method by cephalometric analysis. Eur J Paediatr Dent, 2012, 13（3）: 192-196.

96. INGERVALL B. Functionally optimal occlusion: the goal of orthodontic treatment. Am J Orthod, 1976, 70（1）: 81-90.

97. PROFFIT W R, FIELDS H W. Concepts of growth and development. Contemporary orthodontics, 2007: 24-62.

98. 毛燮均. 演化途中的人类口腔——生物科学体会之一. 口腔正畸学, 2002, 3: 97-103.

99. 邓辉. 儿童口腔医学. 北京: 北京大学医学出版社, 2005.

100. 葛立宏. 儿童口腔医学. 第5版. 北京: 人民卫生出版社, 2020.

101. 朱俊霞, 郑树国, 葛立宏. 缺失代码法分析单纯型多数恒牙先天缺失的缺牙模式. 中华口腔医学杂志, 2013, 48（11）: 648-652.

102. 葛立宏. 儿童口腔医学. 第2版. 北京: 北京大学医学出版社, 2013.

103. DI IORIO E, BARBARO V, RUZZA A, et al. Isoforms of DeltaNp63 and the migration of ocular limbal cells in human corneal regeneration. Proc Natl Acad Sci U S A, 2005, 102（27）: 9523-9528.

104. CELLI J, DUIJF P, HAMEL B C, et al. Heterozygous germline mutations in the p53 homolog p63 are the cause of EEC syndrome. Cell, 1999, 99（2）: 143-153.

105. THESLEFF I. Epithelial-mesenchymal signalling regulating tooth morphogenesis. J Cell Sci, 2003, 116（Pt 9）: 1647-1648.

106. RESTA R, BIESECKER B B, BENNETT R L, et al. A new definition of Genetic Counseling: National Society of Genetic Counselors' Task Force Report. J Genet Couns, 2006, 15（2）: 77-83.

107. 陆国辉, 徐湘民. 临床遗传咨询. 北京: 北京大学医学出版社, 2007.

108. SULI S. The Practice of Genetic Counselling—A Comparative Approach to Understanding Genetic Counselling in China. Biosocieties, 2009, 4（4）: 391-405.

109. PIRINEN S, KENTALA A, NIEMINEN P, et al. Recessively inherited lower incisor hypodontia. J Med Genet, 2001, 38（8）: 551-556.

110. ERPENSTEIN H, PFEIFFER R A. Sex-linked-dominant hereditary reduction in number of teeth. Humangenetik, 1967, 4（3）: 280-293.

111. BAKER D L, SCHULETTE J L, UHLMANN W R. A Guide to Genetic Counseling. New York: Wiley-Liss, 1998.

112. 中华人民共和国卫生部. 产前诊断技术管理办法. 中国生育健康杂志, 2003, 14（2）: 68-77.

113. 段小红, 代表中华口腔医学会口腔遗传病与罕见病专业委员会. 口腔罕见病名录（第一版）. 中华口腔医学杂志, 2020, 55（07）: 494-500.